结肠镜单人操作与技巧

One Man Method and the Technique for Colonscope

（第2版）

主　编　陈　星

参编人员　原丽莉　汪　嵘
　　　　　马瑞军　赵丹瑜

U0188469

上海科学技术出版社

图书在版编目（CIP）数据

结肠镜单人操作与技巧 / 陈星主编. —2版. —上海：上海科学技术出版社，2015.3（2025.4重印）
ISBN 978-7-5478-2497-9

Ⅰ.①结… Ⅱ.①陈… Ⅲ.①结肠 —内窥镜检 Ⅳ.①R574.620.4

中国版本图书馆CIP数据核字（2014）第299468号

结肠镜单人操作与技巧（第2版）

主编 陈 星

上海世纪出版（集团）有限公司
上海科学技术出版社 出版、发行
（上海市闵行区号景路159弄A座9F-10F）
邮政编码201101 www.sstp.cn
上海锦佳印刷有限公司印刷
开本 787×1092 1/32 印张5
字数80千字
2005年9月第1版
2015年3月第2版 2025年4月第14次印刷
ISBN 978-7-5478-2497-9/R·845
定价：38.00元

本书如有缺页、错装或坏损等严重质量问题，请向印刷厂联系调换

内 容 提 要

　　《结肠镜单人操作与技巧》（第2版）详细叙述了结肠镜单人操作的术前准备、操作方法与要点、辅助方法、退镜技术及并发症的预防，特别对疑难病例的操作要点进行了详细说明，并在附录中列出了结肠镜镜下常用诊断图谱，以方便读者学习。

　　本书图文并茂，可操作性强，可以作为相关医生学习结肠镜单人操作技术的培训教材和参考书。

主 编 简 介

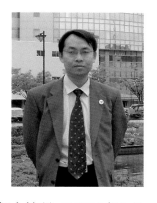

陈星,男。1993年7月毕业于上海第二医科大学临床医疗系。1994年10月至2001年3月在日本广岛大学附属医院攻读内科学博士学位。留学期间得到梶山梧朗和茶山彰一两代教授的指导,并且师从著名肠镜专家田中信治学习肠镜单人操作法和内镜下早期肿瘤的治疗,努力钻研,于2001年3月获得医学博士学位后回国。学成回国后在复旦大学附属华东医院内镜中心工作,得到著名结肠镜专家徐富星教授等前辈的关怀和肯定,2004年作为山西省重点引进人才前往山西省人民医院内镜中心工作。自2001年至今,多次在国际、国内大型消化内镜会议上演示放大胃镜、放大结肠镜、结肠镜单人操作法、结肠镜下黏膜切除术等,近年来一直活跃在我国消化内镜学领域,得到业内权威专家的认可。至今已经发表了包括英语、日语论文在内的60余篇论文,出版专著7本。目前就职于山西省人民医院内镜中心,任科室主任、主任医师、硕士生导师;任中华消化内镜学会大肠镜学组委员、山西省医师协会内镜医师分会消化内镜专业主任委员、中华消化内镜学会山西分会副主任委员;任《中华消化内镜杂志》《中华全科医学杂志》、*Gastrointestinal Endoscopy*（中文版）和《中国消化内镜杂志》编委。

序

（第1版）

　　结肠镜能够显著提高大肠疾病的检出率，并能通过其进行某些疾病的治疗。近年来我国大肠疾病有迅速上升的趋势，在临床推广普及应用结肠镜检查尤为重要。

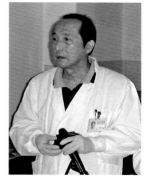

　　结肠镜操作技术性很强，如果不熟练掌握，将会影响诊疗，给患者带来痛苦，甚至发生严重的并发症。

　　结肠镜的单人操作法在国外已经基本普及，而国内尚不够普及。与我国常用的双人操作法相比，它具有只需要一个操作者、操作的随意性强、患者痛苦小、可能并发症发生率低等优点，值得推广。陈星医生在日本研修六年，已熟练掌握该项技术。本书结合笔者多年实践的心得、体会，全面地阐述该操作方法的特点。全书共10

章,涉及单人操作法的各种问题,内容丰富,结构新颖,深入浅出,并阐明了该方法可能遇到的各种问题,操作性强。本书对结肠镜单人操作法的普及将发挥非常重要的作用,特向各位同道推荐。

徐富星

2005年4月

前　　言

　　下消化道的结肠镜检查在中国已经得到普及，同时近年来随着技术的不断发展，结肠镜的应用已经从单一的检查发展至止血、息肉摘除甚至内镜下肿瘤切除，实际上已经成为消化内科与外科之间的一个新领域。

　　国内结肠镜临床应用还存在不足，虽然国外开展的治疗项目我们也已开展，但国人对结肠镜检查总有一种恐惧感。有一种说法，做结肠镜检查就好比受刑，痛苦无比。而在国外，特别是日本，几乎没有人认为结肠镜检查是一种令人痛苦的检查，人们愿意接受结肠镜检查，这是为什么呢？我们发现，主要原因是国外已经在20年前淘汰了痛苦大的结肠镜双人操作法，采用痛苦小、操作更合理的单人操作法，使得结肠镜检查更加容易被大众所接受，从而使更多的早期癌症得到发现和早期治疗。由于种种原因，我国没有很好地开展此项技术，导致国人难以从心理上接受此项普通检查，使得早期大肠癌的发现率远远低于其他国家。有些著名医院已经重视这个问题，开始开展单人操作。但是由于目前国内没有一本系统介绍单人操作法的图书，不利于医生学习此项技术。

鉴于上述原因，我们于2006年根据多年的经验撰写了本书的第1版，同时配备了大量的图片，向大家介绍结肠镜单人操作法的基本知识和技巧，写作时注重通俗易懂，帮助有心提高结肠镜操作水平的医师开阔思路，解决实际操作中的问题，尽快使结肠镜单人操作法能够在全国普及，从而改变国人对于结肠镜检查的看法，使更多的患者受益。本书第1版出版后受到广泛的欢迎，现应广大读者的要求再版。第2版加入了近年来我自己在教学中的一些新的心得、体会。由于时间和著者水平有限，也许有些地方还是不能达到读者的要求，恳请予以指正。

陈　星

2014年12月

目　　录

第一章

概　述

第一节　国内结肠镜检查现状

近年来，全国各家医院相继开展了结肠镜检查工作，应该说这项检查已经开始普及。总体来说结肠镜检查的方法可以分为2种，一是以日本学者田岛为代表的双人操作法（two man method）和以美籍日本学者新谷为代表的单人操作法（one man method）。自从20世纪70年代初期徐富星、周殿元等我国一些著名胃肠镜专家采用双人操作法，并且使之在全国范围内推广，至2001年约有95%以上的医师采用的是双人操作法，只有约5%的医师检查时采用单人操作法。其中的一些单人操作法虽然都是一个人的操作，但是实际的操作方法也各不相同，其中有些方法在角度钮的控制上仍然需要右手在插镜的同时，帮忙控制左右角度钮，应该说，这些方法是双人操作法向单人操作法过渡的一种操作法，并非真正意义上的单人操作法。而且患者在接受肠镜检查时仍然比较痛苦，从某种意义上来说，即使是单人操作也是非常不规范的。

单人操作法是指检查者为1个人，用其左手控制角度，送气，吸引，同时用右手插入及旋转镜身。遵照不使肠管过度伸展的原则，通常是边进行肠管的短缩法边插入的方法。自学自练的人又往往不得要领,花费很多的时间,觉得还是双人操作法好,从而放弃学习单人操作的也不在少数。由于双人操作法其检查时患者的痛苦大、并发症多等原因,使得很多患者即使有症状,也不敢接受检查,因而延误了治疗。最近,甚至于出现了大力提倡麻醉下做结肠镜检查的误区,使得除了检查费用的大量增加以外,结肠镜检查穿孔等并发症明显增多。这对于将来是一个很不利的局面。所以,双人操作法已经在国外被逐渐淘汰。这一点在我国内镜界虽然已经引起重视,但是由于缺乏资金、无处可学、师教困难等原因,广大内镜医师,特别是年轻医师还在使用双人操作法,尽快推广单人操作法已经成为燃眉之急。

近年来,随着放大染色内镜、内镜下黏膜切除术、内镜下黏膜下层剥离术等内镜技术飞快发展,消化内镜医师已经深刻认识到了结肠镜单人操作法的重要性。

第二节 结肠镜单人操作法的优点

结肠镜单人操作法的优点可以概括为以下几点。

1. 检查时患者的痛苦明显减少 由于单人操作法采用的是短缩法进镜,使患者的肠腔始终处于直线状态,原则上不形成襻,所以肠腔没有被无故伸展,患者基本上是处于无感觉状态下完成整个检查的。

2.副作用小　同样是由于采用的是短缩法进镜的原因，没有形成襻，就不会出现例如穿孔、撕裂、出血等由于暴力或不正当操作引起的不良反应。

3.治疗时更加得心应手　在进行治疗时，特别是一些难度较高的治疗时，单人操作使得在一些微细的调节上更加得心应手。我在日本学习时，如果一个医师无法熟练地运用单人操作法，是不允许进行治疗的。另外，由于结肠镜的单人操作法采用的是短缩法进镜，保持了肠镜的自由状态，因此在治疗过程中操作的自由性更强，通过前后左右的自由调节，把要治疗的病变放到最佳位置，使得治疗时更加得心应手。

4.新技术的更好运用　正如大家所知道的，日本在胃肠镜方面的新技术开发位于世界的前列，由于其国内已经普及了结肠镜的单人操作法，所以一些例如放大结肠镜和双气囊小肠镜的操作，都是在单人操作法的基础上开发出来的，也就是说只有采用单人操作法才更加运用自如。

综上所述，采用单人操作法已经是一个必然的趋势，目前国外的内镜医师几乎已经全部采用了单人操作法，以后的各种技术势必会在单人操作的基础上来开发，所以作为一名内镜的医师，掌握此项技术，已成为必然。

第三节 结肠镜操作者的水平划分

往往有人认为结肠镜操作水平的高低,是以检查的快慢来划分的。而笔者认为并不全是,结肠镜检查可以分为两个部分:一是插入过程,二是退镜检查过程。插入过程应该在不引起患者疼痛的基础上,尽快地完成插入到达回肠末端或盲肠。有时候操作者为了求快,一味地进镜,即使引起了患者的痛苦,也会让患者忍耐直至脾曲或肝曲才钩拉直来完成整个插入过程,这应该是一种错误的做法。引起患者检查时过度痛苦,会使患者对检查产生恐惧感,造成随访等工作的不便。结肠镜检查插入过程的快慢,取决于多种原因,可以是检查本身的难易程度不同,有时与操作医师的性格也有关系。实际上检查过程的快慢,只是量上面的区别,在质上面是没有区别的。日本学者工藤进英在《结肠镜插入法》一书中所提到的划分方法,笔者认为是最客观的。

根据工藤进英的观点,结肠镜插入水平应按照以下4级划分:① 1级水平:对轴保持短缩法毫无概念,只是停留在循腔推进法的插入阶段,此阶段以初学者居多。② 2级水平:从整体来看,以推进法为主,用α襻曲通过乙状结肠—降结肠移行部(SD移行部),当内镜前端通过脾曲到达横结肠后开始进行短缩操作的插入技术阶段。
③ 3级水平：与2级水平相比，3级水平能够控制内镜，用α襻曲通过乙状结肠—降结肠移行部，内镜前端到达降结肠后进行乙状结肠短缩操作的插入技术阶段。④ 4级水平：从直肠乙状结肠一开始即保持缩短肠管，在乙状结肠不形成襻曲下通过SD移行部，即能够使用"轴保持短缩法"的插入技术阶段。

根据笔者的经验，在学习单人操作法时，如果在正确的指导下，从1级水平达到2级水平平均大约需要100例的操作经验。2级水平到达3级水平则需要300例左右的操作。而且，处在3级水平的医师，还是可能会给大约30%的患者带来痛苦。3级到4级的过程估计需要操作500例以上才会达到。只有到达了4级水平时，才能在既无痛苦又快的情况下，完成90%以上插入过程的操作。如果采用的是双人操作法，由于是两个人进行的操作，无法在第一时间内发现起襻，所以，往往只有在起襻后才能发现并解襻，故应该说很难做到工藤所说的4级水平，这也是双人操作法的操作者，虽然经过多年的努力，检查时仍旧造成患者的痛苦大，并且逐渐被淘汰的直接原因。一般来说，达到了4级水平后，在70%的操作中都可以在3分钟内完成检查，20%的操作可以在8分钟内完成检查，且以上的操作都是在患者毫无痛苦的情况下完成。

剩余的10%则需要花费近15分钟才能够完成,患者会出现轻微的腹部不适,但一般不会使患者痛苦不堪。

初学者最好是在4级水平的操作者指导下学习提高,并且,刚开始时最好以15分钟为限,15分钟后如果患者没有出现痛苦,而且结肠镜也以直线的形式插入越过乙状结肠的可以继续肠镜检查。如患者出现疼痛,或者上级医师感觉初学者没有使结肠镜以直线的形式越过乙状结肠的,应尽早变换操作者。作为初学者,也应该了解自己的实力,尽快把操作交给上级医师,以减轻患者的痛苦,避免最终无法完成全过程的检查和并发症的发生。通过观察上级医师的操作,从中学到通过各部位的方法和经验,也是非常重要的。只要在正确的指导下,按照本书的精神进行操作,应该可以在1年内初步达到或接近4级水平。

第四节　结肠镜操作难易程度的划分

根据患者的体形、结肠的长短、是否有过腹部手术史等,每一个人的插入操作难度会不一样,对于每一个结肠镜检查医师来说,即使对于同一个患者,感觉到的实际插入中的难度也是不一样的。对于初级者来说,当然有可能都比较难。对于中高级水平的操作者来说,基本上可以通过时间来反映结肠镜插入时的难易程度。

以下是我比较认同的难易程度和时间的关系比较。一般插入时间在3分钟以内的可以认为是特别容易；插入时间在3~5分钟者为容易；5~7分钟者为中等难度；7分钟以上的为高难度。在碰见高难度的患者时，最好在肠镜报告中注明，以引起下次随访时注意，下次检查时让上级医师直接进行检查，避免初学者操作后，引起检查失败的难堪局面。当然以上的难易关系也是相对的。即使是中等难度，也可能由于操作者操作的一时失误，变成高难度检查；同样，高难度的检查也可能由于操作者的"高水平发挥"而变得容易了许多。越是"高手"，"高水平发挥"的可能性就越高，反之则相反。

结肠镜检查前准备

第一节　检查前的谈话和签字

根据目前卫生部的规定,必须在结肠镜检查之前实施谈话和签字的工作,是非常有必要、不可缺少的一项检查前的步骤。

关于谈话的内容应该是越详细越好。谈话的内容可以包括结肠镜检查时的所有并发症,以及使用的术前药物所引起并发症的可能性,甚至可以提供发生并发症的具体数据和整个结肠镜检查过程,以便让患者有充分的了解,安心接受整个检查。为了避免说明时的遗忘可能,可以给予患者详细的说明书或观看录像等。关于检查和治疗时的并发症可以向患者提供如下的大概数据:一般情况下,100 000例中有1例由于检查或治疗引起死亡,10 000例检查中可以有1例穿孔的发生,1 000例治疗中可以有1例穿孔,100例治疗中可以有1例引起出血,没有由于肠道准备引起事故等。

通过详细地说明,使患者了解将要做的检查,发现疾病后如何治疗,逐步消除接受检查的不安情绪,使整个检查过程顺利进行。通过谈话医师同样可以发现很多问题,比如患者做检查的目的以及避免有急腹症、重症急性炎症或肠梗阻等结肠镜检查禁忌证的患者误做检查的可能。帮助患者选择合理的检查，避免医疗事故的发生。

在谈话中以下的关于诊断的几点也是必须详细谈到的，它们分别是：① 由于活检引起持续出血或大出血的可能；② 肠道的走向存在个人的差异，检查的难度不一，因此检查的时间也不完全相同；③ 有过腹部手术史或腹部炎症病史的患者，可能会因此增加检查的难度，引起不适感或疼痛；④ 在内镜检查过程中，不必苦苦忍受，如感不适或疼痛，可以立刻告诉检查医师；⑤ 心血管或动脉硬化患者必须在停止服用抗凝血药物后，恢复正常凝血功能后，方可进行内镜下治疗。

所有谈话的记录和签字的文件必须保存，这也是非常重要的，当医疗纠纷发生时，可以提供作为证据。

第二节 检查前的清洁肠道准备

在具体讲述清洁肠道之前，有必要谈论一下其重要性。一个完美的结肠镜检查三分之一是取决于肠道的准备。这样说是有道理的。左右结肠镜检查好坏的因素有三个：① 结肠的长度、有无肠粘连等患者自身的因素；② 医师的结肠镜插入水平；③ 结肠镜的种类和肠道准备的情况等附属条件。"①"和"②"一般都是无法改变的事实，"③"实际上是影响本次检查的唯一可变因素。不管检查的医师具有多么高的结肠镜水平，如果肠道准备不理想，肯定会影响检查时间，并且发生漏诊，甚至于发生并发症的可能。

所以做好结肠镜检查，肠道准备是非常重要的。残留的粪水，过多的水分，过多的气泡等不但会影响插入过程的快慢，同时还会因此造成过多的注入空气，引起肠管过度膨胀，使患者不适，插入时使得短缩肠管的过程变得更加困难。当然由此而引起的检查过程的漏诊就不言而喻了。肠道内早期肿瘤的发现以日本做得最好，其中一点与日本学者对于肠道准备的重视是分不开的。我国在肠道早期肿瘤的发现以及治疗上落后于日本，除了在对早期肿瘤的认识上有差距外，肠道准备的马虎也是一个潜在的因素。

那么，影响肠道准备好坏的因素，并不一定只取决于泻药，患者自身的因素也必须考虑，这些因素往往也可以左右肠道的准备。一般来说患者自身的因素包括以下几点：① 患者所服用水的总量和服用水的速度；② 肠道蠕动的快慢速度；③ 患者排便状况；④ 摄取食物的种类和量；⑤ 经常服用药物的影响等。在以上的因素中，其中服用的水量越多当然越好，但是并不是一口气饮用完全部的水就效果最好。除了一口气大量饮水导致肠管内压急剧增高,可能发生缺血性肠炎,或者引起穿孔等可能以外,根据胃肠反射的情况,应该是每次200 ml,分几次喝完才是最佳的饮用方法。关于饮食方面可以参照以下的章节。以下是按照药物准备和饮食准备两方面来具体讲述肠道的准备方法。

一、药物准备

既然肠道准备非常的重要,那么选择好肠道准备的方法,就显得更加重要。清洁的肠道可以使插入过程变得更加顺利。根据目前的各方资料报道和国内目前可以做到的,本书特别推荐的方法如下:

1. PEG液清洁肠道法(PEG-ELS) 本药的中文名称为复方聚乙二醇电解质液,其成分为PEG4000(聚乙二醇)Na_2SO_4+$NaHCO_3$+KCl+$NaCl$及蒸馏水2 000 ml,为新一代的口服全肠灌洗液。服用方法为:肠镜检查前一天的午餐及晚餐必须是进流质饮食,之前用餐包括当日早餐无限制。检查当日早晨6时服用PEG-ELS液2 000 ml即可。检查前一晚可以加服一定量的缓泻剂,例如在晚7时加服6片果导片效果更佳。一般在早晨服药后2~4小时,如患者解水样便,无粪渣者即可开始检查。本药最早在美国批准上市,由于该药物为一种非渗透性、非吸收性、非爆炸性的全肠灌洗液,不会影响患者的水及电解质平衡，肠道排空后不会导致里急后重，具有安全、有效、快速、易被患者接受等优点，是目前为止公认的好方法。绝大多数的国外医院都采取这一方法进行肠道准备。日本某些医院，包括我们医院还在其中加入少量祛泡剂，例如2.5~5 g的二甲基硅油散，使准备后的肠道内无气泡，效果更好，并且也不增加患者的负担。另外，泻药中加入适量的去蛋白酶，可以帮助去除肠壁上覆盖的黏液，增加毛细血管的透明度，便于发现IIc等早期肠癌。

国内目前较为常见的此类泻药包括福静清、和爽及恒康正清等，其清洁肠道的作用效果非常明显。以下以和爽为例，其提倡的服用方法是一共服用两盒。一盒当中有3小包的粉状内容物，用1 000 ml的水溶解后，在检查前一晚9时服用，最好在30分钟内喝完。另外的一盒，在检查当日的早晨，用同样的方法溶解后服用，可以取得非常好的清洁肠道效果。而且服药时的口感也很好，由于服用的液体量在各种方法中也是最少的，患者的耐受性是非常理想的。

2. **磷酸钠盐口服溶液清洁肠道法**　是一种高品质的肠道准备药物，该药的安全性、有效性、方便性和患者顺应性得到广泛证实。主要成分为：磷酸氢二钠与磷酸二氢钠，是一种高效、高安全性的高渗性缓泻剂。磷酸钠盐口服溶液独特的产品特点：清洁效果良好；姜-柠檬口味，口感舒适；病人服水量小，耐受性佳；安全性高，服用简便等。使用方法如下：用于肠道准备时服药一般分两次，每次服药45 ml。第一次服药时间在操作前（删除）或检查前一天晚7点，用法采用稀释方案，用750 ml以上的温开水稀释后服用。第二次服药时间在操作或检查当天早晨7点（或在操作或检查前至少3个小时），或遵医嘱，用法同第一次。为了获得良好的肠道准备效果，建议患者在可承受范围内多饮用水。

3. 口服甘露醇清洁肠道法　检查前一天要求流质饮食。检查当日早晨口服20%的甘露醇250 ml，然后速饮5%的糖盐水500 ml，一般2小时后即可开始肠镜检查。效果与PEG法基本相同。优点是服用的液体量很少，患者服用时的耐受性较好。本方法的缺点是：甘露醇在大肠内可被细菌分解产生可燃气体氢及甲烷气体A4。当达到可燃浓度时如进行高频电凝术，可能引起爆炸。一般情况下，不对采用此方法的患者进行内镜下的各项高频电等治疗。

4. 其他方法　例如检查当日早晨服用25%硫酸镁20 g+2 000 ml水的清洁肠道也是非常好的一种方法，同时最好在检查前晚加服6片果导片则效果更加。

在各种清洁肠道的方法中，采用检查前晚加服6片

15

果导片，然后再服用其他泻药的方法，即经济且效果也好。另外如电解质液法、番泻叶法等的效果不如上述的方法，且准备、禁食时间等的要求也比较严格，服用的液体量较大，患者的耐受性较差。

二、饮食准备

不管采用什么样的药物来清洁肠道，也无法保证肠道的绝对清洁。对于那些顽固便秘的患者，经常无法取得满意的效果，采取更加严格的饮食限制措施还是非常有用和必要的。对于这些患者限制纤维的饮食，可以在数天前开始，必要时根据便秘的情况，几天前就开始加用其他的一些如果导片等缓泻的药物，甚至于可以加用一些促进胃肠道运动的药物。

即使使用药物进行肠道清洗，肠道内也可以残留一些食物残渣，例如西红柿皮、金针菇、海藻等纤维丰富的食物。这些东西很有可能以原形残留在肠道内，容易造成钳道孔堵塞，使检查时无法吸引，影响插入结肠镜和观察的效果。所以，检查当日必须严格控制饮食，给患者予以必要的饮食指导，这一点最好是以文字的形式告知患者。对于那些不耐受饥饿的患者，可以嘱咐患者除了饮水和茶之外，可以服用糖水及其他无渣、无碳酸饮料。

第三节 结肠镜检查的术前用药

由于我国长期以来结肠镜插入水平的低下,造成了做结肠镜检查一定很痛的观念,最近出现了麻醉及镇痛药物使用的情况,结果使结肠镜穿孔副作用的发生率有所提高。有报道个别医院使用麻醉下做结肠镜检查,结果穿孔的发生率在0.5%左右。这一数字虽然看上去不高,但是在和使用结肠镜单人操作法的医院相比,就差多了。工藤进英所在的医院十几年内穿孔的发生率为零,我在日本广岛大学附属医院学习结肠镜的5年时间内,也从未看见过一例由于结肠镜插入引起穿孔的病例。在日本如果出现穿孔则认为是医疗事故,因为只有在使用暴力的情况下才有可能造成穿孔。而且,如果长期在镇静麻醉下进行结肠镜检查,而操作者却不注意使用短缩法进镜,必然会造成操作水平下降,患者痛苦增加。有报道为了说明镇静麻醉下结肠镜检查的无痛苦优点,同时进行210例无镇静肠镜检查时,竟然有144例患者有可怕经历感觉,表示拒绝再检查的达到84例,这一数据是相当可怕的。应该说如果使用单人操作法的话,一般70%的患者可以在毫无痛苦的情况下完成检查,20%的患者可以有腹胀的感觉,10%的患者会出现轻微腹痛的情况。

当然"高手"的情况还会更好一些。所以，盲目地使用麻醉和镇痛药物，而不去提高自身的结肠镜水平是完全错误的。另外，使用麻醉方法，患者在检查中，无法采用变换体位或深吸气等方法来降低插入难度。所以笔者不主张使用镇静麻醉进行结肠镜检查。

我认为一般情况下，在结肠镜检查前药物的选择上，可以分为解痉药和镇静药两大类。

一、解痉药

是指肌内注射东莨菪碱（654-2）10 mg或者解痉灵等。一般在检查前5分钟注射完成，这样可以消除肠管的痉挛，肠管处于松弛状态，使肠管的短缩变得更加容易。这样我们在操作时可以在肠管松弛的状态下，进行套叠，实施短缩法进镜。避免由于肠腔过度痉挛，进镜困难同时为了通过痉挛的肠腔而过度充气。另外，有时为了渡过痉挛的肠段，使得本来已采用短缩法通过的肠腔，重新拉长，前功尽弃，使得原本难度不高的进镜过程，变得越来越难，甚至于操作失败。同样有些敏感的患者，也会在操作过程中出现肠腔过度痉挛，引起下腹部的疼痛。所以，术前注射解痉药物应该可以说是一种必不可少的过程。对于初学者来说尤其重要。当然，在患者有青光眼、前列腺肥大、缺血性心肌病时，则可以改用选择性的钙离子阻滞剂，如杭州 Sanofi 制药厂的诺仕帕针剂 10 mg 肌注也可，此类药物只作用于肠道的平滑肌，而不会引起其他的副作用。

一般来说，解痉药物只可以持续 20 分钟的时间，如果需要延长，可以追加使用。但在使用此类药物时有必要向患者说明，如口干等副作用的情况，以免引起患者不必要的恐慌。

二、镇静药

通常是指静脉或肌内注射地西泮 5~10 mg。原则上不使用。因为患者在检查过程中引起的痛苦，绝大多数是由于结肠镜在通过乙状结肠时结襻所致。如果采用了纵轴短缩法则完全可以避免结襻，不会引起患者疼痛的感觉。所以大多数的患者在检查前是没有必要注射此类药物。只有一些术前过度紧张或对于疼痛过敏的患者，可以使用。此外手术后粘连严重的患者，必须慎重使用。但是使用的剂量最好首选是 5 mg，而不是地西泮的常规剂量 10 mg，否则容易会出现呼吸抑制等副作用。对于老年患者，特别是 70 岁以上尽可能不用。另外，检查结束，让患者平躺休息一会儿也是必要的。

值得注意的是，当不采用镇静药物时，患者的痛苦可以提醒操作者引起注意，但是使用了镇静剂，患者的痛阈明显增高，即使滑镜和结襻，患者也可能无痛苦的反应。所以，在采用镇静剂的情况下就更应该注意，严守纵轴短缩法的原则，要时常根据握住镜身右手感觉有无阻力来小心谨慎进镜。

另外，由于镇静剂可能对于呼吸和循环系统有抑制作用，特别在操作过程中由于肠管的扩张，造成迷走神经反射，两者合并使血压急剧下降和呼吸抑制的可能性也大大增加。所以在使用镇静剂之前，也必须向患者充分说明由于注射引起的并发症，征得患者的同意后才可使用。同时也必须在严密的心电监护下进行。还有就是必须保持静脉点滴通路。

注：在日本和我们内镜中心，一般在结肠镜的术前签字的同时要进行一项问卷调查，要求患者认真填写，并且签字。内容是为了便于在结肠镜检查时使用药物和治疗安全，以下是我们中心的问卷调查内容大致如下：

1. 有无排尿困难？（前列腺肥大？）

2. 有无青光眼？（头痛、眼压增高的病史）

3. 有无心脏病？（高血压、心肌梗塞、心律不齐）

4. 有无肝脏疾病？（慢性肝炎、肝硬化）

5. 有无药物过敏？（如果有请具体写明）

6. 有无出血倾向？（出血不止的现象）

7. 有无服用抗凝药物？（阿司匹林？）

8.有无接受过肠镜检查?

有了这么一张书面的问询表,在使用结肠镜检查前药物时就更加放心了。目前,越来越多的心血管患者服用抗凝药物,使得我们在进行结肠镜诊治前,询问有无服用此类药物,变得尤为重要了。

第四节　结肠镜的选择

一、长短的选择

目前市面上的结肠镜,按照长短可以分为130 cm、150 cm、170 cm。由于单人操作法采用短缩法进镜,一般的插入长度只有80 cm,所以选择130 cm的肠镜已经足够了。过长的镜身使肠镜的灵巧性消失,旋转镜身时变得困难,带来不便。同时,还会影响右手操作时感觉镜身所处的状态。

二、"软"镜还是"硬"镜的选择

"软"镜的优点是在结襻时,患者的痛苦可以较轻,但是容易结襻。"硬"镜则相反,稍微结襻,患者就会出现较大痛苦,但是不容易形成襻。选择合适的肠镜软硬程度,是非常重要的,对于初学者来说就更加重要了。初学者由于还没有良好的手感来体会肠镜自身是否已经形成襻，甚至于很小的弯曲，所以无法很好地采用短缩法进镜。如果使用"软"镜，患者的痛苦反应相对较慢，则更加容易结襻，使得初学者难以掌握。反之，使用硬度过大的结肠镜，会使结肠镜的灵活性不够。

那么如何来判断结肠镜的软硬程度呢？当然我们可以通过厂家的资料来得知。一般，我们可以通过垂直握住结肠镜镜身30 cm处，观察其弯曲的角度，得出其软硬的程度。偏软的肠镜相对容易起襻，在使用中我们应该特别加以注意，适当地配合压迫就可以避免。当然，不同的结肠镜都有各自的优缺点，所谓仁者见仁智者见智，在基本操作原则不变的情况下，选择适合自己操作习惯的结肠镜就可以。

另外，同一型号的新旧肠镜的软硬程度也有不同，通常旧肠镜往往硬度偏大，操作时也应该注意。

单人操作法的必备知识

第一节　下消化道各部位的特点

了解了以下各消化道部位,对于肠镜的单人操作具有很大的帮助。因此可以了解结肠镜先端部所到的部位,以此来决定所用的操作法,或什么样的压迫法。

一、直肠

内有三个Houston瓣。从肛门口往里依次分为Ra、Rb、Rc三个部分(图3-1~图3-3)。

二、直肠、乙状结肠交界处

第1个出现的较大弯曲,是从左侧卧位改为仰卧位的最好时机。另外一个常用的名称为S-top,即乙状结肠顶点(图3-4)。

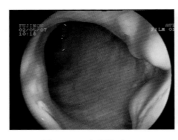

图3-1　直肠肛门口

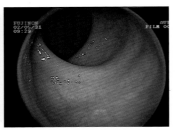

图3-2　直肠

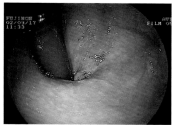

图3-3 直肠倒镜

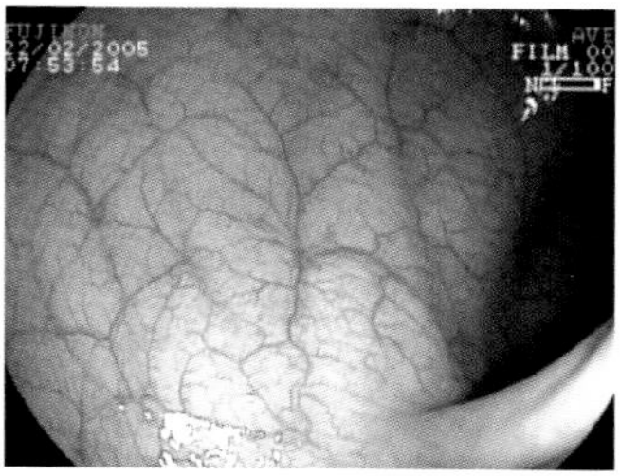

图3-4 直肠、乙状结肠交界处

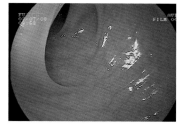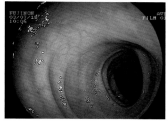

图3-5 乙状结肠

图3-6 降结肠

三、乙状结肠

乙状结肠是检查过程中最难的部位, 弯曲最多的肠腔, 也是是否能成功插入的最重要部位。是否能以直线通过此处, 是决定能否顺利无痛苦完成结肠镜检查的关键(图3-5)。

四、降结肠

肠腔呈直线状, 肠腔相对较小。进入此腔后肠镜镜身的复位非常重要(图3-6)。

五、脾曲

脾曲是左侧结肠的最高点，通常是向左的急拐弯（图3-7）。

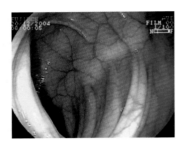

图3-7 脾曲

六、横结肠

横结肠肠腔的皱襞呈三角形，轮状（图3-8）。

七、肝曲

肝曲可见蓝斑，是最后一个弯曲，通常情况下是向右的较大的弯曲，到此已经胜利在望（图3-9）。

八、升结肠

肠腔很大，皱襞很深，呈直线状态，需要仔细观察，以

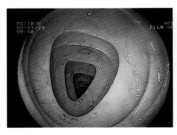

图3-8 横结肠

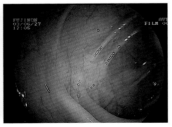

图3-9 肝曲

防漏诊（图3-10）。

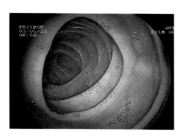

图3-10 升结肠

九、盲肠

确认回盲瓣和阑尾孔，特别是回盲瓣后方，往往是检查的一个盲区，多花一些时间，肯定是值得的（图3-11，图3-12）。

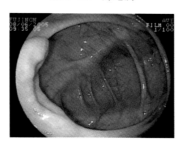

图3-11 盲肠

十、回肠末端

肠镜的检查，特别是怀疑有结肠炎的患者，出于鉴别诊断的考虑，进入回肠末端作为肠镜检查的最终目的地是非常重要的（图3-13）。

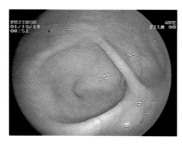

图3-12 阑尾开口

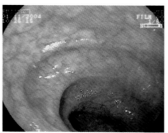

图3-13 回肠末端

第二节　肠道的几个重要数值

1. 从肛门口到直肠、乙状结肠交界处（S-top，B点）为15~20 cm，也就是图3-14中的A到B的距离。

2. 从肛门口到乙状结肠、降结肠交界处（SD junction）为30 cm，也就是图3-14中的A到C的距离。

3. 从肛门口到脾曲为40 cm，也就是图3-14中的A到D的距离。

4. 从肛门口到肝曲为60 cm，也就是图3-14中的A到E的距离。

5. 从肛门口到盲肠为70~80 cm，也就是图3-14中的A到F的距离。

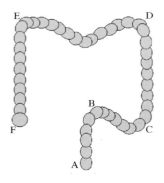

图3-14　结肠中各段之间的重要数值

了解了以上的数值，可以使检查者即使不通过X线透视，也可以知道结肠镜先端部所到的部位，当然使用这些数值进行判断的前提，必须是结肠镜处于直线，也就是处于自由状态的条件下，才可以准确运用。如果结肠镜在打襻状态时，则可以肯定，会使操作者插入的镜身长度超过应该的长度。如果镜身呈直线状态时，可以通过以上数值，确认所到达的部位。特别是在遇到插入困难时，可以根据进镜的距离，估算具体的部位，分析进镜困难的原因，采取相应的措施，压迫或改变体位，使得插入的难度降低，增加插入的成功率，或缩短插入的时间。另外，了解这些数值，对于退镜时病灶发现后，准确判定病变的部位也是有很大帮助的。

　　总的来说，在进行结肠镜检查时，不时地通过观察肠腔的形态特点和观察结肠镜插入的长度，判断到达的位置，对于结肠镜检查来说是必不可少的重要环节，也是每个结肠镜检查医师所必备的知识。

单人操作法

第一节　单人操作法的标准姿势

一、内镜主机和检查台的放置

内镜主机应放置于检查台的左侧前方，监视器与双眼平行，位于操作者的前方（图4-1）。检查台的高度为检查医师的髂前上棘下方15~20 cm处最为理想（图4-2）。检查台位于这一最佳位置，可以使检查

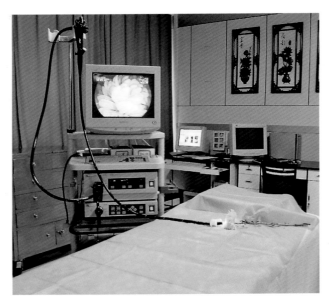

图4-1　主机与床的位置

者轻松直立，不至于引起身体的疲劳，并且可以使右手处于较好的位置推送镜身，有利于通过握镜感觉是否处于自由状态。

二、检查医师的基本检查姿势

直立于检查台的左侧，面向监视器，左手握住结肠镜手柄，右手握住离肛门口20~30 cm处的镜身（图4-3）。这一握镜的距离，有利于右手旋转镜身和体会镜身所处的状态。太短太长都会使旋转的力量无法传至肠镜的先端部位，也就是说在外面旋转了30°，先端部的旋转角度其实往往不足30°，因而达不到随心

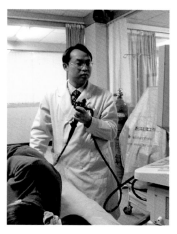

图4-2　操作者、主机和床的位置

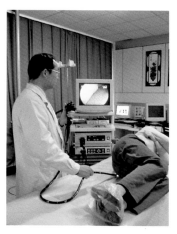

图4-3　操作者的检查姿势

所欲的移动和旋转。初学者会发现这样的问题，就是右手虽然旋转了很大角度，但是好像还是不够，往往就是这一原因引起的，肛门外的操作不能很好地传到内镜的先端部。

三、检查医师的握镜法

通常在结肠镜的插入过程中空气量应该是尽可能的少，这已经被所有的结肠镜操作者公认。但是在实际操作中是否能够做到就又是另外一回事。一般情况下，操作者会不知不觉地注入大量空气，此类操作者有一个共同的握镜方法，就是其左手的中指实际上是几乎始终在送气按钮处放着，以便随时注入空气所需。这样的握镜方法往往导致操作者在无意识中不断注入空气，使原本难度不大的操作往往变得不可收拾。所以初学者可以采用一个特殊的握镜方法，就是用左手的示指放在吸气的按钮上，中指不要放在送气按钮上，剩余的3个手指紧紧地握住镜身（图4-4）。

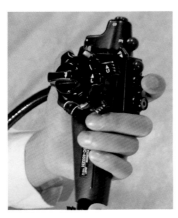

图4-4 初学者的握镜法

四、检查医师的右手握镜法

1. 右侧握镜法　大多数情况下采用此握镜法（图4-5），也就是握镜的右手处于手柄部镜身的右侧。

2. 左侧握镜法　握镜的右手处于手柄部镜身的左侧。当顺时针旋转较大角度时，可以改用此握镜方法，比较顺手，顺时针旋转角度也因此而增加（图4-6）。主要在乙状结肠弯曲角度较大处操作时采用。但是随着操作者水平的不断提高，采用此方法的频率也会逐渐降低。笔者目前已经基本不再使用此操作方法了。

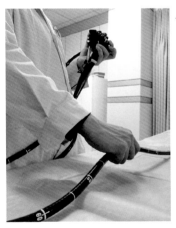
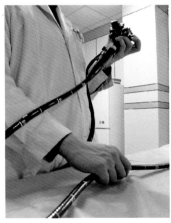

图4-5　右侧握镜法　　　　图4-6　左侧握镜法

五、患者的基本检查姿势

1. **左侧卧位** 注意让患者两腿并拢弯曲,大腿与小腿呈直角。进镜时的起始体位,有时在过肝曲时也可采用(图4-7)。

2. **仰卧位** 采用此体位时,让患者左腿弯曲,右腿放到左腿上,通俗地讲就是"翘二郎腿"。乙状结肠至盲肠的插镜时可以采取此体位。(图4-8)

3. **右侧卧位** 有时进镜过脾曲时采用此体位。同样注意让患者两腿并拢弯曲,大腿与小腿呈直角。(图4-9)

4. **俯卧位** 对于腹部较大,结肠又特别长的患者,虽然内镜成直线插入,但是还是无法进镜到达盲肠时,采用压迫法或其他方法失败时,采用此体位可能得到意想不到的效果。(图4-10)

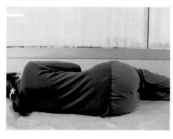

图4-7　左侧卧位

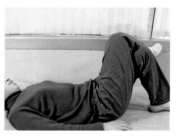

图4-8　仰卧位

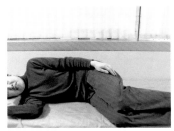 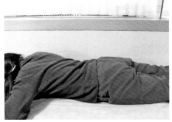

图4-9 右侧卧位　　　　　图4-10 俯卧位

第二节 单人操作法的基本原则

一、五大原则

1. 必须是左手控制角度,送气,吸引,同时用右手插入及旋转镜身　这一点是单人操作法与双人操作法的根本区别,也是一个突出的优点。首先要肯定的是用左手控制角度、送气、吸引三项操作完全可以,不需要再用右手帮忙控制角度钮。一般在插入过程中左手主要控制的是上下角度钮,而左右角度钮可以通过旋转镜身来解决。即使有特别的情况必须使用左右角度钮时,操作者也可以通过左手的大拇指和无名指的协调操作来完成。而上下角度钮的控制可以通过左手的大拇指和中指来完成。否则,其他类似的操作都将被认为是不正规的操作。不正规的操作必将会影响整个结肠镜的检查,甚至于使操作者的内镜下治疗水平无法提高。在日本，如果操作者使用右手帮忙控制角度钮，会被禁止在内镜下做治疗，原因是在治疗时右手还有一个重要的任务就是控制圈套器等的进与出，这也是一样细微精密的操作。所以，养成良好的操作姿势，必然会取得事半功倍的效果。

2. 必须尽可能地采用短缩法进行全过程的操作　为了求快，一味地进镜，遗忘了时刻采用短缩法进镜的原则，或者让患者忍耐直至脾曲或肝曲才进行钩拉来完成整个插入过程，这应该是一种错误的做法。必然会引起患者的疼痛，增加插入过程的难度。有时候会有很多医师询问这样一个问题：为什么肝曲和脾曲很难通过，有什么好办法吗？其实，结肠镜检查最难处理的是乙状结肠。如果操作医师能够坚持采用短缩法，在通过乙状结肠时结肠镜镜身始终保持直线的话，那么以后的操作都会迎刃而解，患者也会完全感觉不到疼痛。在通过乙状结肠时多花一点时间，尽可能的直线通过乙状结肠是非常重要的。这就是为什么日本采用让初学者刚开始时最好以15分钟为限的一个理由。如果前15分钟能顺利以直线形式通过乙状结肠，之后即使还要过脾曲或者肝曲，都不会花很多时间了，其技术难度也小多了。

3. 右手旋转镜身不应超过180°　左右各旋转镜身

180°,可以覆盖所有的角度范围,过度的旋转镜身完全没有必要,而且会扭断镜身或者出现镜身的缠绕,甚至过度的缠绕还可能扭曲肠腔,给患者带来痛苦,使以后的检查出现不必要的麻烦。

4. 尽快地使镜身处于中间状态 由于几乎所有肠腔的走向都可以理解为顺时针方向前进的,所以在插入结肠镜时,几乎都是以顺时针方向旋转加入少许的向上钩起,来寻找肠腔进镜的。所以如果没有一个复原至中间自然状态的过程,肯定会使肠镜镜身过度旋转,使肠腔过度扭曲,增加患者的痛苦,增加以后的操作难度。所以在每一次通过数个弯曲之后,或者在通过一个较大的弯曲前,要尽快地做一个使镜身复原至中间状态的操作。实际上复原的操作,也是在解除一些已经形成的起襻苗头,这一手法在通过乙状结肠的过程中尤为重要。

5. 尽可能少的送气 原则上空气越少越好,只有在空气少,肠腔没有过度膨胀的情况下,才可以采用短缩法进镜,否则就会使难度增加。可以说,随着操作者的不断注气,插入的难度也在不断地增加。原则上,如果在知道下一步进镜方向的时候,不可以送气。熟练者与初学者的区别也恰恰在此。熟练者可以通过对肠腔皱襞的观察,即使在肠腔伸展不好的情况下,也可以粗略地判断进镜的方向，因此，可以减少空气的注入量。初学者在学习实际插入之前，必须学会一些基本的判断方法，以求可以减少插入时不必要的过度送气（图4-11）。另外，初学者还可以在开始插入时把气泵的按钮调到小

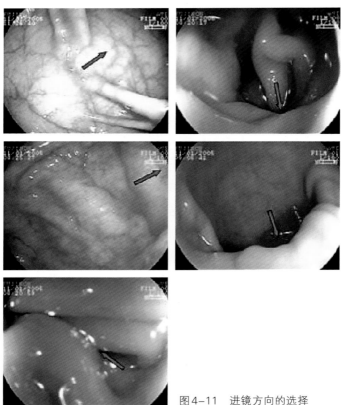

图4-11　进镜方向的选择

的位置,也可以避免不自觉地注入过多空气,增加插入的难度。

二、三种基本的操作手法

1. 坚持顺时针加向上来寻找方向进镜 左手大拇指控制上下角度钮保持略微向上的方向,右手顺时针地逐渐旋转镜身,是单人操作法的最基本的手法之一。除了直肠、脾曲和横结肠接近肝曲部位时采用逆时针旋转寻找肠腔以外,其他场合逆时针旋转镜身会使肠腔出现反方向扭转,即使找到进镜方向,也会使插入的难度逐渐增加。

2. 先确认,后吸气,再进镜 在插入过程中,先确认镜身处于自然状态后再进镜时,应先吸气这是为了看一下是否可以通过减少空气量后使结肠自行套叠上来。在吸气时应该把结肠镜的视野放在肠腔的中央,以便通过吸引使肠腔自然套叠上来,争取做到短缩法来完成整个检查。有时,此方法可以取到很好的效果。尤其在通过肝曲时,这一方法的合理运用非常重要。

3. 快速地来回移动内镜的手法(jiggling 手法) 为在结肠镜插入过程中前后快速地移动内镜的方法。可以通过此方法来证实镜身是否成直线,是否处于自然状

41

态,同时还可以使肠管套叠得更加服帖。前后移动可以观察结肠镜的状态,当右手往前插入肠镜时,可以看到监视器内前端的位置也在往前,而当右手往后退镜时,前端也往后倒退,其中没有任何的延迟迹象,说明内镜处于完全自由的状态,也就是直线状态。确认结肠镜的状态同样还可以通过旋转镜身的方法来完成,即分别用顺时针或逆时针旋转镜身时,监视器内肠镜的先端也同样旋转同样的角度,而没有任何的抵抗感或反方向运动。在插入过程中多次反复地使用此法,是非常必要的。越是难的病例越是要多次反复地使用此法,只有始终确认结肠镜处于自由状态,才可以顺利地完成整个检查。

三、四大禁忌

1. 肠腔好时,切忌一味盲目进镜 插镜时,除了弯曲度比较大的肠腔以外,较直的肠腔也经常可以遇见,往往有些医师就毫无顾忌地往里进镜,而忘记了短缩法,结果造成结肠打襻或者结肠过度伸展,增加之后的插入难度。即使有再好的视野,也应该先吸气后,再进镜。另外就是在结肠镜操作中碰到γ襻是最头痛的事,其实这个襻的形成多半是可以避免的。因为,在插镜至乙状结肠时应该是弯弯曲曲的,如果出现笔直的肠腔,进镜感觉非常顺利的话，就特别要注意。如果操作者还是一味地进镜，那么就正好进了圈套，形成了γ襻，使以后的插镜难度剧增。所以与其形成襻以后再解襻，不如时刻把短缩法放在心上，不要一味盲目进镜，不让襻形成，才是高水平的操作方法，同样对于患者也是有百利而无一害的。

2. 切忌"一条道走到黑" 即使是单人操作法，每个医师采用的手法也不是完全相同的。应该说每种手法都有其优点与不足之处。每个人结肠的走向也是不一样的，不同场合采取不同方法，有时也会得到不同的效果。学习单人操作法也必须学会多种不同的手法。当自己常用的一种方法行不通时，可以改变手法，或采用改变体位，或采用用手压迫的方法，减少插入的难度，争取尽快通过，以完成插入过程。

在本书以后的章节中，我们汇总了大量专家的不同操作方法，不同的部位我们列举了多种进镜的方法，需要我们一并掌握，在通过遇到困难时，希望操作者能灵活加以运用。

3. 禁忌盲目"滑镜" 双人操作法往往采用"滑镜"的手法，也就是在没有找到肠腔的情况下，估计以下大约的进镜方向，盲目插入镜身。这一操作手法的弊大于利，违反了短缩法的单人操作原理，在实行"滑镜"的过程中,不但会使原先较短的肠管在"滑镜"的过程中过分伸展,甚至于会形成襻,造成短缩的极度困难,引起患者的极度痛苦,也使操作过程中形成难解的襻,使以后的操作更加困难。原则上,所有肠腔形成的弯曲,都可以通过向上加旋转、回拉的方法来寻找得到。

4. 禁忌"偏心"情况下插镜 右手握镜往前推送插入结肠镜的必要条件是结肠镜的先端部分必须位于肠腔的中央,这一点也非常重要。否则会使结肠在插镜过程中不知不觉中地过度延伸,提高了操作的难度(图4-12)。

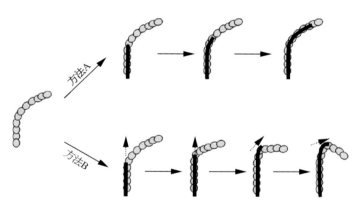

图4-12 禁忌"偏心"情况下插镜

注:进镜方法A是始终使肠镜的先端部分必须位于肠腔的中央,而进镜方法B却始终"偏心",没有在进镜时把视野放在肠腔的正中,就容易在不知不觉中形成襻,增加操作中的难度。

第三节 单人操作法的常规实际操作

这里所说的实际操作如同平时我们做胃镜时一样，整个结肠镜的插入方法，几乎是完全一样的模式，一样的简单，是一种肠镜4级水平的内镜医师采用的方法。没有过多的多余动作，没有形成任何的襻，一切在赏心悦目的情况下完成操作。可以说有70%的肠镜检查，是完全可以实现如同在做胃镜检查时一样的"熟门熟路"。那么，以下就是结肠镜单人操作法的"简单操作法"。

首先让患者取左侧卧位，戴上手套后，用右手示指抹上少许润滑剂，并且进入肛门，做肛指检查，初步确认直肠内有无病变或狭窄等情况。然后插入结肠镜开始检查。

可以先注入少量空气确认肠腔的进镜方向。一般第一个弯曲是在左下方，可以采用向逆时针向左旋转，来通过第一个弯曲。紧接着又是一个逆时针向左旋转配合向上的方法寻腔进境。再接着是一个顺时针的复位进镜。记住70%的情况都是采用相同的方法直接到达乙状结肠顶点（S-top）的位置。在寻找肠腔的时候不能进镜，只有在找到进镜方向后，才可以寻着肠腔的正中央向前插入结肠镜,而且进镜时结肠镜的先端部必须位于肠腔的中央。当遇到感觉上弯曲较大的位置时,大约在进镜15~20 cm处,立刻让患者从左侧卧位变为仰卧位,这个改变可以使这一角度变小,更容易通过并进行以下的操作。

改变体位后,接着可以发现S-top处的肠腔是向右并且弯曲度非常大,通常是采用顺时针旋转镜身约90°,并且略微向后回拉镜身,拉直肠腔后,可以发现进镜的方向,通常位于监视器的正下方,可以往下调节旋钮,轻轻送入镜身后即告成功。一旦通过了第一个弯曲,之后乙状结肠内的操作基本上是按照略微向上加右旋镜身(顺时针旋转)来寻找肠腔,进镜再复原的过程。如果弯曲过大,或连续地向右旋转,可以改右握镜为左握镜的方法,使操作更为顺手。

经过连续的多个弯曲后,注意在乙状结肠内的操作,特别是寻腔的时候,应该是全部采用顺时针的方向配合上下钮的旋转来进行的。到了一个弯曲比较大的肠腔,也就是降结肠、乙状结肠处,此时进镜恰好在30 cm左右。这时可以不失时机地使结肠镜恢复中间状态,并使用快速地来回移动内镜的手法,确认结肠镜是否处于直线状态,并且使结肠套叠得更加服帖。确认后,再顺时针旋转找腔进镜,通过此处后,是比较直的降结肠段,采用向上方进镜后,再吸气向下的动作,顺利继续进镜。

接着过脾曲的时候,采用逆时针旋转来寻腔进镜。在旋转寻腔时严禁进镜,必须是看到腔后再进。一旦进入横结肠后,不能立刻进镜,应该先吸气,再稍微退镜后,才可以继续向前推进。大多数横结肠都呈M型,所以在此处可以采用特殊的进镜方法,就是在确认肠镜是直线状态后,选择前方的第2~3个皱襞处的12点钟处为目标,呈斜线向上的方向进镜。到达目标后,在几乎不向前插入镜身的情况下,向下打角度钮,并轻微吸气后,再稍微向后退镜之后进入下一肠段。也就是先向上后向下的插入手法,这一手法可以使肠腔有效地套叠在镜身上,起到很好的短缩效果。如此反复,可以顺利地到达横结肠的肝曲,此时可以确认进镜60 cm。

之后,首先确认结肠镜是否处于直线状态,并来回快速移动镜身,使结肠套叠得更加服帖,并且把肠镜镜身复原至中间状态。此时,一般最好是肠腔向右弯曲,然后顺时针旋转寻腔,可以在不吸到前方肠壁的前提下,轻微吸掉一点空气,并坚决采用顺时针向右旋转镜身,这样更有利于减少弯曲的角度,使通过肝曲更为方便。

一旦进入升结肠后,同样轻微吸气,再稍微退镜后,才可以继续向前推进。那么就很快地到达回盲部。此时通过肠镜上的刻度,可以看到进镜只有80 cm。然后回盲瓣就在左方,采用逆时针转动45°左右,从回盲瓣的上方由上而下的方法可以顺利进入回肠末段完成整个结肠镜的插入过程。

单人操作法的辅助方法

　　当发现采用以上的方法无法继续以短缩法插入结肠镜时，可以采取用手压迫法或改变体位的方法，降低插入的难度，大多数情况下可以取得非常好的效果。

第一节　空气量的选择

　　在结肠镜的插入过程中，过度地注入空气，可以使得肠腔过度伸展，难度明显增加的事实已为广大内镜医师所共识。虽然如此，由于操作者的经验匮乏，无法通过细微的特征确定下一步的进镜方向，从而过度注入空气；如肠腔痉挛或清洁肠道不佳，为了尽快通过而注入空气以及初学者不经意的过度注入等，使得肠腔内空气增多，角度变成难以通过的锐角，插入时使患者痛苦增加。而一旦注入空气后，过度伸展的肠壁不会再恢复成原来的状态，即使之后你注意吸去过多的气体，但是肠壁也不会因此而恢复为原来的状态。

　　注入的空气越少越好，这已经是一个不可争辩的事实。那么，我们为了避免过多注入空气，可以调节结肠镜主机上的空气阀按钮，使其处于小的位置。另外，在乙状结肠时，虽然可以在注入空气确定进镜方向的同时，立刻吸出多余的气体。但是，这只是一种无奈之举。多了解肠腔的走向、细微的肠腔特点，增加判断肠腔走向的经验,养成少注气的良好习惯,并且结合压迫和变换体位的方法,才能尽快提高自己的结肠镜水平。

第二节 腹部压迫法

普通的压迫法非常重要,过度无目的性的压迫往往达不到压迫的目的,过度用力又造成患者的痛苦。所以,合理的运用以及寻找压迫的最佳位置,也是一门必修科。必须要引起大家注意的是压迫法施行前,必须首先确认结肠镜是否处于直线状态后,才可以使用压迫法,否则不会取得很好的效果。因为,压迫法的作用有两点,一是通过压迫使肠腔变直,容易通过短缩法进镜;二是通过压迫,使肠腔弯曲的角度变大,使锐角变为钝角,同样更加容易通过。当肠镜镜身不在直线状态时,效果肯定不会好。那么哪一个压迫点才是最好的呢?可以通过手指压迫试探,当压迫时,肠镜前端的肠腔向着肠镜先端部靠拢过来的点,才是最为恰当的位置。以下是三个比较常用的压迫点(图5-1),其中:

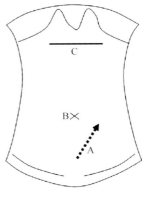

图5-1　腹部压迫法的基本位置

1. 压迫点A 脐下、耻骨联合上方2 cm的位置,此点的压迫往往在通过乙状结肠时运用(图5-2)。在插镜至乙状结肠,也就是插入肠镜长度在15~30 cm时,如果发现插入时肠镜的先端部停止

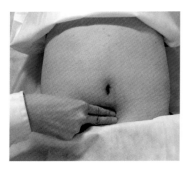

图5-2 压迫点A

不前或反而往回退时,尽管采用各种手法也无法改变时,可以首先采用压迫点A的方法来通过此处。压迫时可以用手指指尖在此附近试探,如果肠壁向着肠镜的先端部靠拢过来时,此处即为最佳位置,立刻用两个指尖压住此处后插入内镜。

2. 压迫点B 脐的中央部分,采用整个手掌心平平地压迫腹部(图5-3)。此方法往往用于过横结肠时,虽然进镜,但是内镜先端部不进反退时采用此压迫法,可以取到非常好的效果。通过压迫此处可以取得两个效果,一是避免横结肠中央起襻,

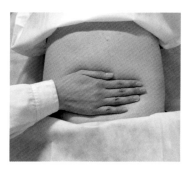

图5-3 压迫点B

二是避免乙状结肠处形成N形襻。如果在通过肝曲时压迫点C的压迫法不起效,仍旧无法继续向前进镜时,也可以采用此压迫法。

当然压迫的点在具体的情况下,还有很多种,例如在通过肝曲时在压迫点B时,效果不理想时,可以采取联合压迫点A和B的方法,也会取得意想不到的效果。当然,有时也需要检查者具体情况具体分析做出判断。

3. 压迫点C 脐上2 cm的正中位置,此点的压迫往往在通过横结肠时运用,压迫时可以采用手掌的掌沿部分,横向压迫腹部的方法(图5-4)。在插镜至横结肠,也就是插入结肠镜长度在60 cm左右时,如果发现插入时结肠镜的先端部停止不前或反而往回退时,可以首先采用压迫点C的方法来通过此处。因为有时某些患者的横结肠呈M形,横结肠的

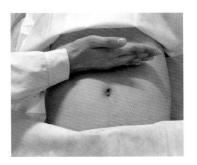

图5-4 压迫点C

中间往下幅度较大,此点的压迫可以使横结肠变直,便于肠镜直线通过。

以上的3个压迫点是最为常用的压迫位置,当然在

遇到比较复杂的插入病例时,这些压迫点压迫后不起效时,我们就必须具体情况具体对待。首先是退镜至结肠镜处于直线的自由状态后,再从插入的距离、肠腔的形态了解插入的具体位置后,分析可能出现起襻的位置,加以压迫后可以顺利达到进镜的目的。

第三节　单人操作法与体位改变

当采用压迫方法仍然无法取得理想的效果时,尽快地改变体位,也不失为一个好的方法。改变体位可以使肠腔的角度发生变化;可以因为空气的流动,使原有的锐角改变为钝角;可以通过内腔脏器的压迫,取得种种有利的条件,使插入的难度明显降低,增加成功率,减少患者检查过程中的痛苦。具体的体位如下:

1. 左侧卧位　往往在直肠至乙状结肠的进镜过程中采用。但此体位使用时间较短,只是在进肛门至乙状结肠顶点(S-top)的时候使用,一旦到达S-top应该立刻采用仰卧体位,继续操作。另外,在插镜至肝曲时,采用此体位,可以使肠腔内空气聚集至肝曲,使肝曲充盈,角度变钝,更加容易寻找到进镜方向,便于配合吸气顺利通过此处。

2. 仰卧位　最为常用的一种体位。插入长度大约在20 cm时，大约进镜至S-top位置时，往往肠腔形成的角度较小，即刻让患者由左侧卧位改为仰卧位，可以使此处的角度变大，肠管处于自然状态，插入难度减小，肠液的吸引也更加容易。从乙状结肠至盲肠的插镜基本可以全部采取此体位，必要时配合腹部压迫法进行。

3. 右侧卧位　在插镜至脾曲时，由于弯曲度过大，肠腔不展，无法顺利通过脾曲。同时配合压迫，效果也不理想时，采用此体位，由于肠腔内空气向上流至脾曲处，可以使脾曲处的角度变钝，更加容易通过。偶尔过肝曲时也采用此体位。

4. 俯卧位　此方法通常情况下不使用。往往用于肥胖的患者，特别是腹部肥胖的患者。采用压迫或其他方法，无法继续进镜时，采用此体位达到意想不到的效果。采用此方法的目的是通过俯卧，利用患者自身的重力作用，使患者的腹腔内容积缩小，固定肠壁，更有利于完成检查。在瘦弱患者身上无效。

第四节　吸气屏气法

此方法使用的机会较少，往往在内镜的先端部虽然已经通过肝曲进入升结肠后，但是进镜时先端部不进反退,总是无法到达盲肠或接近阑尾开口时,可以让患者深吸一口气,并且屏住呼吸的情况下,往里推送镜身。使用此方法,往往会达到意想不到的结果,顺利到达终点。原理是由于患者过度吸气后,膈肌向下运动,使腹腔空间变小,横结肠变直的缘故。

结肠各部位的实际操作要点

根据各个部位在结肠镜插入过程中的重要性,我更愿意把插入过程分为3个部分,第一部分为直肠段的操作,第二部分为乙状结肠段,第三部分为剩余肠段的部分。为什么如此来分,可以从以下操作的重要性来进一步了解。

第一节　直　　肠

乙状结肠是整个结肠镜插入成功与否的最为重要部位,这一点是普遍公认的。但是,在结肠镜单人操作法中,我认为是否能够完美地通过直肠,在一定程度上是乙状结肠插入顺利与否的关键。可以说,"胜负"在直肠已经决定了。其实,直肠的插入,包括了从直肠到通过距肛门口15~20 cm的S-top位置的整个插入过程。

那么在插入结肠镜前,肛诊检查是非常必要的。通过肛诊检查可以使本来处于非常紧张状态的患者有一个适应的过程。同时通过肛诊检查可以发现肛门口的一部分病变,避免由于插入肠镜的时候,不小心擦破直肠内的病变,使得许多必须仔细观察的病变,由于出血无法进行。在做肛诊检查时,也不应该突然地把手指插入患者的肛门内,而应该首先在肛门口轻轻涂抹少许润滑油后,再轻轻地插入。即使经过肛诊检查后,结肠镜插入依旧应该缓慢进行，以便减轻由于痔疮等引起的痛苦和减轻患者在插入时的恐惧心理。

肛诊检查结束后，开始进入肠镜的插入过程。用右手握住肠镜的先端部分，同时示指伸直，与肠镜成平行直线，扶持住先端部分，从肛门口的前端开始，逐渐轻轻地向肛门内滑入。同时少量注入空气，注意量一定要越少越好，只要能够判断前进方向即可。进入直肠后，暂时停止插入，先在镜身的先端部涂抹少量润滑油后，再用右手握住镜身约30 cm处，开始寻找肠腔。直肠内的通过方法，几乎70%是左、左、右的顺序进行的。也就是通过逆时针、逆时针、顺时针旋转镜身，配合向上的角度钮来寻腔进镜的。在前两个左、左处寻腔进镜时，旋转镜身时往往旋转角度在90°左右，当到达右的位置时实际上是一个自然复原镜身的过程，使镜身恢复自然状态，以便以后的操作。

直肠内的操作应该尽可能的按照左、左、右的顺序进行，如果出现不同的顺序，必须引起高度重视，后面的操作可能比较难，我们更加要在进镜时注意短缩原则，避免形成襻。一般情况下，可以在通过乙状结肠时多配合压迫点A，降低操作的难度。在按照左、左、右的顺序进行操作时，整个操作只是在旋转，没有向内推送的过程，可以说几乎全部在原地完成，如果出现推送，那么肠腔必然会延长,形成襻是无法避免的。

在经历了左、左、右的顺序插入后,会到达一个继续向右的弯曲,且角度相对较大,此处就是以上所提到的S-top位置,此时非常重要的一步是立刻吸气,把S-top吸引逐渐靠近镜头,实际上是把S-top的弯曲从一个锐角变成了钝角,接下来的操作难度就降低了,可以说这个吸气是非常重要的。

是否能够顺利通过S-top位置,是整个结肠镜能否顺利插入的关键。如果能够按照纵轴短缩法通过进入乙状结肠,那么以后的操作就几乎是"一马平川"了。虽然有些夸张,但是此处的重要性可见一斑了。如果在此处通过时没有短缩肠腔,引起肠管伸长,形成各种襻或弯曲,那么患者就会出现疼痛,或者即使没有出现疼痛,那么也会使肠镜的自由度逐渐消失,越来越不"听话"了,因而造成以后的乙状结肠、脾曲、肝曲等通过发生较大的困难。那么如何顺利地通过此处呢? 一般情况下,采取左侧卧位虽然也可以通过此处,但是采取仰卧位是最好,它往往是最容易通过此处的体位。实际操作时通常是改变体位为仰卧位后,让助手用手指压迫A点,镜身采用顺时针旋转镜身约90°,略微向上调钮勾住肠壁,并且向后回拉肠镜,等镜身快向后要滑脱的时候,就是拉直肠腔了,可以发现进镜的方向,通常位于监视器的正下方,可以往下调节旋钮,轻轻送入镜身后即告成功。

如果对准了下一肠腔而有轻微的延迟现象,也就是送入镜身时,内镜前端没有同时向前,保持原位或反而向后退时,必须清楚地意识到镜身在起襻,必须立刻停止前进,退至镜身呈自由状态后,配合用压迫法就可以得到有效防止起襻的效果。压迫点的位置通常是在脐下2 cm的耻骨联合上方的点A,让助手用右手的手指尖压迫此处即可。80%的情况压迫的效果会非常明显,当效果不明显,似乎有起襻的时候,需要我们寻找更为有效的压迫点。那时我们可以用一个手指在附近压迫腹部来寻找。确认压迫点是否到位的方法就是可以看见肠腔向近处靠拢时,也就是压迫的位置恰到好处,这时进镜往往不会起襻。

当顺时针旋转通过该处后,镜身顿感松弛,处于一种自然自由状态时,即告成功,心中可以稍微得意,估计已经成功地完成了整个结肠镜插入过程的1/3。值得注意的是在通过S-top位置时,右手应该是几乎没有任何的向肠腔内送镜身的动作,而完全采用顺时针旋转和左手大拇指向上打角度钮的方法,在此处使用向上的角度钮尤为重要。一旦通过弯曲部,进入下一肠段后,可以向下调角度钮的方法,来代替送镜身的方法,甚至于略微的在采用顺时针旋转的同时,向后退出少许镜身的方法,才是通过此处的真正重要的窍门所在。

第二节　乙　状　结　肠

这一段的操作应该是从 S-top 位置至通过降乙结肠交界处位置。应该说这是完成整个肠镜过程的另外 1/3。这一段如果完全地按照纵轴短缩法来完成操作，保持直线进镜，那么这一段就是距肛门 20~30 cm，其长度只有 10 cm。但是如果没有按照此原则完成，其长度可以是 1 m 或更长，几乎所有的操作失败问题都出在此处，形成各式各样的襻，如 N 形襻、α 襻等，造成患者各种程度的疼痛，使操作失败，甚至于出现穿孔等并发症。

在这短短的 10 cm 的距离中，要把长度可以超过 1 m 的肠段进行短缩处理，而不至于使这段肠腔过度伸展，那么应该进行如何操作呢？在操作中注意 4 字原则：少气、少进。具体理解就是在尽可能少注气，右手握镜保持镜身几乎不向内进镜的条件下，采用向右旋转镜身、复原，同时配合上下钮的操作完成此段的插入操作。空气少也就是在此段的插入过程中，肠壁几乎都是贴着肠镜的先端部，所以在操作中的寻找下一进镜方向，避免过度充气就显得相当重要。经验往往在这里得到充分的体现。通过各种肠腔的特征、反光情况以及皱襞情况，来判断下一进镜方向。通过检查,积累寻腔的方法,可以帮助我们判断肠腔的走向。

不同级别的医师在此处注入的空气量肯定是不一样的。初学者往往在此处过度注气,使肠腔过度伸展,角度变大,插入的难度也随之增加,进入一个恶性循环,所以,在一开始就应该有意识地注意少注气,使插入的难度不至于增加。我们可以在操作一开始就把空气阀门调节在低档位上。由于肠段的自然走向,大多是处于顺时针的方向,所以实际操作应采用始终顺时针的方向进镜,加上适当时机的复位来操作。可以不必担心,也没有必要最终使镜身出现旋转达到180°以上。即使在顺、逆时针都可以的情况下也应该尽可能地采用顺时针旋转,避免肠腔扭转,并由此而增加插入的难度。除非在一些比较困难的病例,可以通过逆时针旋转,配合向下调节旋钮的方法。在采用了顺时针方向加向上调节旋钮找到进镜方向后,接着如果是方向在左侧时,采用复原旋转镜身时,不必进镜,可以向下复原刚才向上的调节使先端部产生角度,同时采用先吸气让肠段自动套叠上来的方法。这一点非常重要,复位时右手握住镜身保持与肛门口的距离即可,这样才能够在完全不伸展肠腔的基础上,达到进镜的目的。进入下一肠腔后,则可以在先轻微地顺时针旋转找腔的同时,略微地向后退镜、吸气达到短缩肠腔的目的。

　　初学者不经意的充气，以便看清下一进镜方向，肠腔内气体过多，使弯曲的角度异常大，或者本来患者的肠腔通过的难度就很大，可以通过压迫的方法，来降低肠腔插入的难度。那么压迫哪一个部位才是最为有效的呢？寻找最为准确的部位压迫，应该采用手指在患者的中下腹进行压迫寻找，当用手指压迫时，如果发现肠镜视野前方的肠壁随着指尖逐渐向下压迫，而逐渐靠近肠镜的先端部，那么这就是最佳的压迫位置（图6-1）。此时直接进镜，不会引起打襻。

　　那么，万一不小心起襻该如何操作呢？形成的襻有各种各样，但是有一点是可以肯定的，不管你是形成了怎样的襻，例如某些著作上所提到的N形襻、α形襻或逆α形襻等（图6-2），都是通过顺时针或逆时针的旋转镜身，

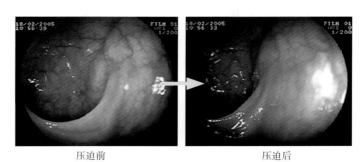

压迫前　　　　　　　　　　　　压迫后

图6-1　压迫到位的实际操作图

注：通过用指尖在右下腹的多次压迫，寻找正确的压迫点，一旦发现如图所示的肠壁向操作者方"迎面而来"时，就是最佳的压迫点了。

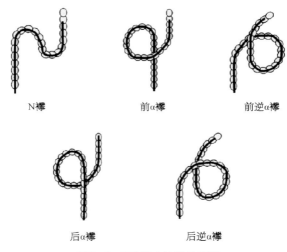

N襻　　　　　　　　前α襻　　　　　　　　前逆α襻

后α襻　　　　　　　后逆α襻

图6-2　5种基本结襻的类型

加上向上调节旋钮后，向后退出镜身的方法来解除已经
形成的襻（图6-3，图6-4）。至于顺时针还是逆时针解襻
呢？由于所有的乙状结肠的生理状态都是顺时针的方向
旋转形成的，所以大多数情况下只有在顺时针旋转镜身
的基础上才可以不至于扭曲肠腔而达到拉直肠腔，使其
成为直线。如果是采用逆时针的方向旋转解除襻，那么
大多数情况只能使肠腔扭转的更加厉害，无法真正实现
解襻的目的。

　　根据我学习单人操作肠镜的经历和多年的临床实际
操作经验，大多数医师形成的襻只要采用两种方法，99%

N型襻

前α襻

后逆α襻

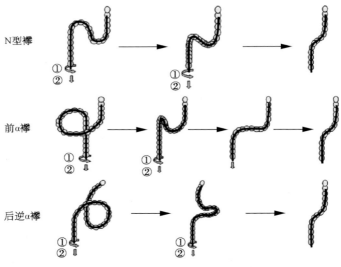

图6-3 顺时针旋转解襻的操作示意图

后α襻

前逆α襻

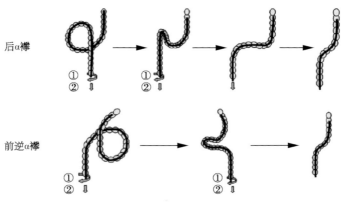

图6-4 逆时针旋转解襻的操作示意图

的病例都可以成功解襻,使肠镜重新恢复自然状态,并且顺利完成检查。

解襻方法一:顺时针或逆时针旋转≥90°,再加上略微向上调节旋钮,并保持相对固定后,往后退出镜身。<90°时由于无法完全使形成的襻得到充分地解脱,只能使大圈变成小圈而已,所以即使采用退镜的方法也无法解襻,只能使得襻缩小而已,无法从根本上解决问题。在解襻时是采用顺时针还是逆时针则需要具体情况具体对待。不过这可以通过旋转时出现的情况得出正确的判断。当旋转时内镜先端部向前或保持原位不动,并且镜身较原先松弛,则基本可以判断旋转的方向正确。80%以上病例可以通过顺时针方法旋转顺利解除上述的N形襻或α形襻等。至于形成多类型襻的概率相当少,偶尔才会出现先采用顺时针或逆时针,再交替相反转动的情况。采用此方法退镜时判断方法有效与否的征象,就是当退镜时内镜的先端部并不随着退镜而向后退。相反在维持原位不动,或在此基础上向内自然前进,直到随着退镜的操作,先端部也随着一起退镜时,就可以停止退镜,来回推送镜身几次,确认有无呈直线。当肠镜处于自然状态时,就大功告成。当然,如果顺时针旋转的操作,从开始就感觉退镜时肠镜的先端部也随之退后,那么可以尝试逆时针旋转的方法操作,观察效果如何。

这个操作实际上在学习时有一个窍门。根据我回国后近10年的教学经验，解襻的基础手法实际上来自胃镜，在初学者学习胃镜时，我们可以通过进入十二指肠降段后的操作得到良好的体验，以便于在学习肠镜时更能体会到解襻的感觉。通常在胃镜检查时，我们进入十二指肠球部后，采用向上和顺时针旋转镜身的方法进入降段，此时多数操作者观察完降段后会直接松开上下钮后，拔出镜身推入胃内。但是实际上在进入降段后，如果我们采用向上略微调钮，在顺时针旋转镜身回拉胃镜，这时胃镜应该是继续往前进，而不是退回球部，实际上这是胃镜的一个解襻过程。通过大量的这个简单操作，不但可以使我们的胃镜检查更加深入十二指肠，同时可以使我们不断地练习好解襻的基本感觉，对以后学习肠镜，具有事半功倍的效果。

解襻方法二：是采用轻微的顺时针旋转镜身后，边吸气边退镜的方法。一口气退镜至结肠镜完全松弛，处于自然状态为止或距肛门口10 cm处后，重新进镜。此方法可以使原先形成的襻顺利全部解除，然后要做的就是小心谨慎地再一次依照结肠短缩法原则进镜，问题就可能迎刃而解。这种解襻的方法往往只出现在形成多个比较复杂的襻时才使用。在尝试多种方法仍旧无法顺利通过乙状结肠，果断地采用以上两种解襻方法，可以取到良好的效果。同样，在"接镜子"时，即下级医师无法完成插入过程，上级医师接过其结肠镜继续操作时，同样应该采用此两种解襻方法，解襻后再重新插入检查。

通过不懈地小心谨慎的操作，当达到一个角度较大的部位时，可能就是乙状结肠、降结肠的交界部位，此时一个必要的手法就是：快速地来回移动内镜的手法，确认镜身的自由状态，以便更好地通过下一个难度较高的位置。确认镜身的自然状态后，继续采用顺时针方向寻找肠腔进镜就显得相对容易一些。少量的吸气，同样又会使角度变得缓和一些。一旦进入下一肠腔后，可以见到较为平直的肠段，而此时同样经过快速地来回移动内镜的手法，确认镜身的自由状态，并且通过结肠镜镜身上的刻度显示的是 30 cm 时，那么可以恭喜你，整个结肠镜的插入过程你已经很好地完成了 2/3。

第三节 脾　　曲

这一肠段的操作是从通过乙状结肠、降结肠的交界部位进入降结肠开始，一直到通过脾曲进入横结肠为止的进镜过程。如果乙状结肠呈直线状态通过，进入降结肠，同时发现镜身复位后，处于完全自然的自由状态，那么这一段的通过就显得相对容易。

降结肠是一个相对较直的肠腔，长度约为 10 cm，稍微往里插入镜身即可达到脾曲。但是实际操作中，也应该严格按照短缩法进镜，稍有不慎也可能使以前的努力化为乌有。实际操作是必须采用"上下结合"的原则进镜，也就是说，在通过降结肠时必须首先采用向上调节旋钮，对准下一皱襞的上方后插入镜身，接着是在不插入镜身直接向下调节旋钮的方法，是肠镜自然复原的过程，达到自然向前进镜的目的。同时配合吸气使肠段自然套叠在镜身上，达到纵轴短缩进镜的目的。进镜中实际是一个反复向上配合向下吸气的重复进镜的过程。

当到达脾曲时，也就是当肠腔不再像刚才那样直行，而变化为一个向左弯曲的状态时，脾曲就在眼前。此时必须要做的就是再次使肠镜复原，处于随心所欲的自由状态，并且通过前后抽动镜身，使得已经套叠成功的肠段变得更加的服帖，以便通过脾曲所需。如果确认了结肠镜处于自由状态后，只要逆时针旋转加上向上调节旋钮去寻找进入横结肠就可以了。大多数情况会比较容易地完成此处的操作。

如果由于脾曲的角度过大，无法顺利进入横结肠，接着可以采用以下的4个不同的方法尝试通过脾曲。首先采用吸气的方法，通过吸气使由于过度充气造成的角度过大得以缓和，容易通过一些。如果，仍旧无法通过，那么可以采用第二种方法，就是让助手用右手压迫点 B，使脾曲的角度变成钝角，以便容易进入横结肠的肠段内。如果不行则不妨尝试第三种方法：变换体位。此时可以让患者采用右侧卧位，因为这样的体位改变，会使肠腔内原有的空气，到达脾曲，和肠段自身重量的作用，使得脾曲的角度变小，肠镜通过自然也变得容易许多。一般99%的病例通过以上操作都可以顺利地通过脾曲，进入横结肠。但"不幸的事"偶尔也会发生，此时上级医师同样可以重复以上的操作，如果失败，那么就尝试最后的第四种方法：逆时针旋转镜身，把下一肠腔的走向放到监视器的正上方，然后把向上的旋钮逐渐调大，并且向内进镜＜10 cm，如果幸运通过此"滑进"技术，发现横结肠的入口，那么结果也是不错的。一般来说，"滑进"技术对一个4级水平的操作者很少使用，频率不会超过2%，水平越低的操作者使用的频率就越大。"滑进"毕竟是一门极其危险的技术。必须指出的是"滑进"的距离不能超过10 cm，超出此长度，"穿孔"的并发症会随时发生。当然，避免并发症发生的方法也是有的，遇到阻力时必须慎重。除了"滑进"的距离必须严格控制以外，一旦"滑进"发现并进入横结肠之后，迅速吸气并且退镜是非常重要的弥补手段。通过退镜可以使由于"滑进"造成的肠腔过度伸展得以纠正。不过，注意退镜的程度，以退镜时肠镜的先端部不往后退为标准,当然,如果此时虽然在退镜,但先端部却在往内进镜,那么就非常"舒服"了。退镜直至先端部也开始向后退时,就可以停止退镜。肠镜的先端部位于横结肠的脾曲处,而肠镜又是处于直线的自由状态,那么应该说到此为止,脾曲段的操作就已经圆满地完成。

第四节　横　结　肠

横结肠段的操作是指从横结肠脾曲至横结肠肝曲,看见肝曲的蓝色印记为止。这段结肠短缩后的长度约有20 cm,是所有肠段中最直的一段,应该说是最容易通过的一段。如果到达此段时,经过确认结肠镜是处于直线的自由状态,那么通过此处只要数秒钟即可。

因为大多数横结肠都呈M形,所以在此处可以采用"上下结合"的进镜方法,就是在确认结肠镜是直线状态后,选择前方的第2~3个皱襞处的12点钟处为目标,呈斜线向上的方向进镜。到达目标后,在不向前插入镜身的情况下,向下打角度钮,并轻微吸气,再稍微向后退镜之后进入下一肠段。在进入下一段肠腔的中央位置后,再次向上进镜重复以上的操作,来达到插入的目的。也就是先向上后向下的插入手法,这一手法可以使肠腔有效地套叠在肠镜身上,起到很好的效果。如此反复,可以顺利地套叠肠段,使整个横结肠全部套叠在镜身上,没有过度伸展而到达横结肠的肝曲,此时可以确认正好进镜60 cm。

虽然操作的难度不大,但也不可以掉以轻心。如果在进镜时出现任何的"延迟"现象,也就是右手往里进镜时,肠镜的先端部却不动或反而往后退时,说明结肠镜正在形成襻,必须立刻停止进镜,往后退镜,解除形成的襻后,用手掌心压迫B点,避免形成襻的基础上,再次运用上下结合的方法,重新进镜。

另外还有一种在横结肠的进镜方法,它是通过多次的顺时针进镜后,配合一次逆时针的旋转退镜,然后重复左右结合的方法,同样可以短缩肠腔,起到套叠的作用。但是笔者的体会不如上下结合的方法容易、方便、效果好。

笔者在操作中体会到,多数横结肠M形的中间向下进入腹腔的那一段,往往会在通过相对较长的一段横结肠后出现。如果这段结肠较长,会出现类似S-top处的"急拐弯",只不过它不是向右,而是向左的。那么操作时的方法几乎不变,内镜的先端部接近弯曲处后,采用逆时针旋转约90°伴随向上调节旋钮后,向后退镜逐渐拉直弯曲的横结肠。在退镜过程中注意保持向上旋钮角度不变,和前端的肠壁位置几乎保持不变。在快要出现先端部往后滑脱时停止退镜,微妙的根据肠壁形态找到下一肠腔后,此时可以发现已经达到肝曲,之后的操作可以参照下一节肝曲操作法。此处的操作经常出现,在整个结肠镜插入时较为重要,而且要求一鼓作气,并且与通过肝曲时的操作是一个连贯的过程,需要配合使用,希望大家注意,在需要吸去多余空气的过程中要注意适量,不必把整个肠腔"吸扁",以至无法判断下一进镜方向。是否吸气达到最佳状态,是一个非常重要的手法。通常情况下,只需吸气至前方的肠壁开始靠近肠镜先端部,但是还没有完全贴住先端部作为最佳时机,此时可以停止吸气,调整先端部进入下一肠段。

顺利进镜是否已经到达肝曲的判断方法有两个:一是看见蓝色的印记,印记在左侧;二是在镜身处于直线自由状态时,镜身上的刻度为60 cm;三是之后的肠腔方向应该在右侧。如果处于这一状态,那么95%的插入操作已经完成。

第五节 肝 曲

此处的操作是从横结肠的肝曲段直至升结肠的操作。在完成横结肠的操作后,确认结肠镜是否处于自由状态后，才可以开始此段的操作。此处的操作原则是向右、向右、再向右的法则。如图6-5所示，首先应该让肝曲放在屏幕的右侧，然后采用顺时针旋转镜身的方法，

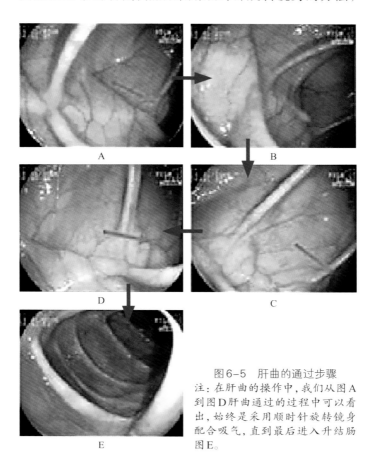

图6-5 肝曲的通过步骤

注：在肝曲的操作中，我们从图A到图D肝曲通过的过程中可以看出，始终是采用顺时针旋转镜身配合吸气，直到最后进入升结肠图E。

配合适当的向上调节旋钮，当结肠镜的先端部贴近肠壁无法判断走向时，适当稍微向后退镜，可以看到上下方向的皱襞，此时可以继续采用顺时针旋转镜身的方法，配合适当的向上调节旋钮，如果仍旧无法发现升结肠的肠腔，可以改为左握镜的方法，继续重复以上的操作，再向右，也就是顺时针旋转加向上调节旋钮的方法，寻找肠腔。每向前一些，适时地配合吸气，使肠腔及时地套叠上来，是操作中的又一个要点。一般，初学者只要经过指点，很快就能掌握这个方法顺利通过肝曲。但是肝曲以前的操作必须是呈直线状态直至横结肠肝曲，否则肝曲的操作就会变得较难。有很多的结肠镜医师会提出肝曲通过很难，应该如何操作？实际上笔者的经验和教学发现，提出此类问题的学者，大多是在通过以前部位的操作上存在问题，使结肠镜未处于自由状态，从而导致肝曲难以通过的情况。实际上，如果圆满地完成以上的操作后，对于完成肝曲的操作就如完成胃镜中从十二指肠球部进入降部一样容易。其通过的手法几乎可以通用。

少数肝曲的角度较大，无法寻找发现升结肠的肠腔时，可以采用变换体位的方法来完成。此时，让患者采用左侧卧位，可以通过体位的改变，使肝曲处的空气聚集，肠腔变宽，角度变小，就容易发现下一段肠腔了。

看到升结肠的肠腔后的第一件事就是吸气,其次是退镜。作用是使原先通过肝曲时伸展的肠腔及时地通过以上操作,使肠腔短缩,以利于以后的操作。当然退镜,不是要求再退回肝曲内或横结肠肝曲,而是退至肠镜的先端部也开始向后退为止,即镜身确认处于直线的自由状态即可。

第六节 回盲部和回肠末段

一、升结肠至回盲部的操作

此时结肠镜已经是在最好的状态下进入升结肠内,剩下的就是向盲肠段送结肠镜而已。通常,结肠镜会非常顺从地一直到达盲肠。当然意外还是会有的,向里推送镜身,而先端部却丝毫无动静,或不进反退。此种情况大多是由于横结肠由原来的直线逐渐形成襻,那么此时最好地解决方法是先退镜确认结肠镜的镜身处于自由状态后,让助手用手掌的掌沿压迫点C,防止横结肠起襻后,再重新进镜就非常顺利。如果还是无法顺利进镜,那么,可以改变压迫的部位,因为压迫点B无效,说明不是在横结肠处形成襻的缘故,那么最有可能的情况是乙状结肠段形成襻。通常比较有效的方法是采用手掌压迫位于脐中的点B,达到防止起襻的目的,顺利进镜达到回盲部。如果进镜到达升结肠的中段，几乎已经到达回盲部，但是总是差一口气无法接近回盲瓣时，最简单有效的方法是让患者深吸一口气，通过呼吸，使横膈下移，腹腔容积变小，达到变相压迫横结肠的目的，起到顺利进镜的作用。通常绝大多数情况下，这一方法是极其有效的。偶尔疑难病例可能会无效，那么变换体位，采用左侧卧位，利用内脏压迫肠段，也许会达到进镜的目的。

二、进入回肠末段的操作

一个真正意义上的全结肠镜检查，到达回盲部，看见阑尾开口是不够的。不论是国内还是国外，诸多学者已经多次证实了结肠镜检查做到回肠末端的重要性。这一点就不再详细说明了。况且进入回肠末端的操作对于结肠镜医师来说又是很容易办到的。所以，插镜至回盲部作为结肠镜检查插入过程的最后一站，对于患者来说是不够的。除非对于一些难度较高的病例，插入过程已经花费较多时间，患者的耐受又比较差，且无消化道出血病史和炎症性肠病的症状者，在经过最多2~3次尝试，无法顺利进入回肠末端时，可以考虑放弃，避免患者由于长时间的检查造成不适感。

要想顺利进入回肠末段检查必须具备以下条件：

① 结肠镜能够充分插至回盲部的底部；② 把回盲瓣放至监视器的左侧，时钟8、9点钟方向。完成了以上两个要求，进入回肠末段就比较容易进行了。然后按照以下步骤插镜至回肠末段（如图6-6）：

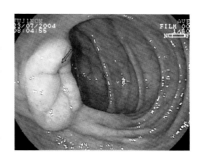

图6-6 进入回盲瓣的方法
注：通常情况下按照箭头所示的方向，由右上向左下方，配合轻微逆时针旋转的方法进镜，并且在与回盲瓣几乎呈零距离时，可以轻微注气，同时加以微细的调节旋钮就可以顺利进入回肠末端。

（1）确认结肠镜镜身是否处于直线状态：由于插镜进入回肠末段是一项要求比较精细的操作，所以确认结肠镜是否在自由自在的状态，就变得非常的重要。

（2）直接插入至回盲部的底部。

（3）采用逆时针旋转配合向上调节旋钮的方法，寻找回盲瓣开口的上端。

（4）由上而下，稍微注气的情况下，确认回盲瓣入口。

（5）通过细微的调节，使结肠镜的先端部放在回盲部入口的中央，直接往里进镜。

如何预防穿孔的发生

结肠镜检查的并发症有出血、血压下降、感染等，虽然有不少，但是只要严格掌握检查的指征，除了穿孔以外，发生其他并发症的可能性很小。一般在一家以单人操作法进行结肠镜检查的医院，穿孔发生的概率大概是万分之一。在发生穿孔的原因中，由于腹部手术等引起粘连而造成的穿孔往往无法避免。但其实较多的穿孔还是发生在操作不当，使用暴力才造成的。笔者在结肠镜操作中从来没有发生过穿孔的病例，所以没有此方面的经验。而且笔者在日本留学时的广岛大学，5年中也从未见过穿孔的发生，这一点我认为与广岛大学内镜中心主任田中信治的高超结肠镜技术是分不开的，另外，更重要的是与严格的结肠镜检查制度分不开的。

那么什么样的人操作时才容易发生穿孔呢？应该是中级水平的操作者。为什么不是初学者，也不是4级的操作者呢？初学者由于在操作中，遇到阻力而退却，不敢继续操作所以反而不容易发生穿孔。4级的操作者由于完全在空气量极少的情况下，按照短缩法进镜，对于轻微的阻力有良好的手感，在熟知安全操作方法的基础上，因而有较好的预防性，也不容易发生穿孔。而中级水平的操作者由于具有了一定的能力，开始产生一定的自信，有了冒险的精神，同时在遇到困难时往往由于面子等问题，决心尝试冒险，过多的无理操作，最终造成穿孔，引起医疗纠纷的发生。如果发生穿孔的患者本身没有手术史、没有严重炎症，不是极其瘦弱的老年患者的情况，发生穿孔只能是操作者使用暴力导致的结果，定性为医疗事故应该在所难免。所以，严格的注意以下因素，是避免穿孔，避免医疗纠纷发生的有效方法。

一、术前严格询问病史制度

在开始检查前就应该通过详细了解病史，了解患者的状况，做到"未雨绸缪"。对于一个正常健康人接受常规检查，发生穿孔的可能性是非常小的。只有肠粘连的患者、高龄瘦弱的患者等发生的可能性才会增高。另外，症状比较轻微的不全肠梗阻患者也有潜在的穿孔危险。必须通过严格地询问病史，严格掌握结肠镜检查的指征，必要时在检查结肠镜前给予单纯的腹部X线检查，可以防患于未然。

二、严格遵循单人操作法的原则

整个结肠镜插入过程的操作必须严格遵循以上提到的单人操作法的原则，特别是短缩法，使结肠镜本身始终处于直线状态。如果在插入过程中出现内镜的先端部不进反退的迹象，也就是结肠镜逐渐形成襻时，应尽快退镜，防止形成更大的襻，避免过度牵拉肠腔，引起穿孔。重视患者是否有疼痛不适的出现，在有阻力时不可盲目一味进镜，应该退镜解襻，严格遵守基本原则。必要时彻底退镜至直肠重新进镜，时刻保持警惕，就不会造成穿孔等并发症的出现。当然，对于有腹部手术史、癌性腹膜炎的患者，乙状结肠多发憩室、高龄等容易引起穿孔的患者，就更应该特别注意，小心操作。

三、建立严格的替换操作者制度

不同水准的内镜医师，都潜在有出现穿孔的可能性，必须时刻小心。保持冷静的状态处理操作中的问题，分析问题是非常必要的。初级水准的内镜医师在初期，如果无法在患者无痛苦的条件下完成某处插入时，特别是在10~15分钟仍旧无法成直线状态通过时，应该有放弃的决心，及时让上级医师替换，避免事故的发生。同样，中级和高级水准的医师也应在碰到插入困难的病例时，不要过分的自信，或者放不下架子，应该及时替换操作者，甚至于放弃对于此患者的结肠镜检查，改用下消化道造影等检查。切忌心气浮躁，使用暴力，让患者忍住疼痛，过度过多插入结肠镜而造成穿孔。

　　笔者在日本广岛大学留学时，其内镜中心有一个制度，每一位初级水准的结肠镜操作医师的插入时间，以10分钟内是否直线通过乙状结肠作为标准，如果超过时间就必须由上级医师替换。也有学者提出，应该以15分钟为限，只要患者不出现疼痛即可。至于哪一种方法对于防止并发症更好，还有待进一步证实，但是必须建立良好的替换操作者制度，才可以有效防止并发症的出现。

　　四、尽可能避免使用镇静剂进行操作

　　使用镇静剂或全身麻醉进行结肠镜检查，会掩盖患者的不适表现，同时使得利用变换体位来降低操作难度成为不可能，得不到患者的配合，造成的穿孔屡见不鲜。经常有些使用麻醉进行结肠镜检查的论文，提到使用了麻醉如何的好，但是穿孔的发生率大概在0.5%左右，这个数字初看不多，但是这与国外普遍的万分之一的概率比较，有将近50倍差距，同样完成10 000例的肠镜检查，可以比其他医院多出50例穿孔，这是一个多么可怕的数据，麻醉丝毫没有可取之处。由于患者结肠镜检查时痛苦，而采用麻醉，实际上是结肠镜操作者水准较低的表现，应该努力通过学习，提高插入技术,不应该因此而采用麻醉来完成结肠镜检查。掌握了结肠镜的单人操作法,完全可以不采用麻醉而完成无痛苦肠镜检查。可以说,使用全麻状态做结肠镜检查百害而无一利。

疑难病例操作中的注意点

引起结肠镜插入困难的原因如下：① 患者自身的原因；② 检查医师的原因；③ 结肠镜的原因。到底是哪一种原因引起的，实际操作中可能往往有着多种因素存在。

患者自身因素包括：① 年龄（指小孩和高龄患者）；② 体型（瘦弱、小个子、肥胖）；③ 有手术史（妇科手术、胃肠道手术、多次手术）；④ 有过腹膜炎病史；⑤ 结肠过长；⑥ 先天性结肠弯曲过大；⑦ 乙状结肠多发性憩室；⑧ 器质性疾病（结肠癌、炎症性肠病）引起的狭窄或炎症；⑨ 过度紧张；⑩ 其他严重心肺疾患等。高龄患者往往因为心肺功能和肾功能低下，结肠壁由于老化使强度降低等原因容易引起穿孔等并发症出现。女性由于体型多为瘦弱且个子矮小，另外如驼背，有妇科手术史等所以往往插入困难的病例比男性要多。乙状结肠多发性憩室的患者，由于肠壁固有肌层高度肥厚，使肠管狭窄等，即使是轻度伸展肠腔也会引起患者的疼痛，导致无法完成全结肠的检查。

医师方面的原因包括：检查医师采用结肠镜插入法的原则（始终采用结肠短缩法；经常采用推进技术，延伸肠壁后再短缩等）、结肠镜插入的技术水平（最小限度注气的水准、体位改变和压迫的时机等）和检查医师的判断（是否结襻的判断、是否适时改变检查医师、是否在清醒状态下采用镇静）等。

结肠镜方面的要因包括结肠镜的外径、硬度、长度等内镜构造上的问题。这一点在前面的章节已有陈述。

对于插入困难的病例，改变患者自身因素是不太可能的，结肠镜的选择往往也很无奈。唯一可以提高的是检查方面多下功夫。具体的对策如下：① 尽可能少注气，采用短缩法的操作原则，努力提高结肠镜插入水准；② 配合好体位的改变和用手压迫法；③ 必要时交给上级医师；④ 适时放弃结肠镜检查，改用钡剂灌肠检查。

以下分3节，详细对几种常见的插入困难病例进行具体分析。

第一节　有腹部手术者

腹部手术导致腹腔内粘连的产生，引起患者在插入过程中出现疼痛，导致插入检查失败的病例，在日常工作中还是时有发生的。病例数不是很多，但是多数插入困难、操作失败，甚至穿孔的病例较多发生于此类患者，操作时必须格外小心谨慎，特别对待。有一点是肯定的，那就是严禁暴力的无理进镜。插入时碰到较大的抵抗力，已经感觉到了粘连时，过度用力插镜，必然是导致穿孔的原因。结肠镜毕竟不是肠道检查的唯一手段，不用过度冒险必须完成检查。

因腹部手术引起肠粘连时,我们应该注意以下几点:① 要有非常好的肠道准备;② 使用解痉药;③ 配合体位改变和用手压迫法;④ 替换检查的医师;⑤ 及时中止结肠镜检查等。

影响结肠镜检查的手术有妇科手术、结肠癌手术、胆囊手术、胃大部切除术等,不同手术造成粘连的部位不同,造成的肠镜插入时困难的大小也不一样,检查前了解病史,对于更好地完成检查有着很大的作用。以下是各种腹部手术的实际操作情况。

一、妇科手术

有妇科手术史者在结肠镜检查中可以说是难度最高的,大多数情况下引起乙状结肠间的相互粘连,甚至于小肠粘连。从S-top处至乙状结肠的弯曲变得更大,有时还会出现非常复杂的情况。操作时采用的结肠镜插入原则是不变的,在事先了解手术史的情况下,更应该严格遵守短缩法的原则,小心谨慎,严禁暴力操作。小心谨慎地操作包括:① 尽可能地少注气;② 尽可能采用短缩法,精细地调节角度钮;③ 严密注意患者的反应;④ 必要时不采用旋转加向上调节按钮,改为向下调节按钮,检查旋转镜身的角度;⑤ 严密感受有无结襻或阻力;⑥ 遇到结襻或阻力，轻柔地解襻和退镜；⑦ 合理地配合压迫法等等。总之，在避免形成较大襻的时候，多数情况还是能够在几乎没有痛苦的情况下，顺利完成操作的。

二、结肠切除手术

大多情况下分为左半结肠和右半结肠切除手术两种。一般，当实行了左半结肠手术后，由于切除了结肠内弯曲最多的部位，剩余的结肠变得较直，粘连也很少造成较多弯曲，反而由于粘连和结肠变短，不容易形成襻，操作时往往比较顺利。相反，当手术是切除右半结肠时，情况就变得不同。千万不能大意，虽然看似切除了半数的结肠，但是由于S-top处至乙状结肠部位的保留，如果加上粘连，有时会比较麻烦。配合必要的选择压迫部位是必须的。

三、胃大部切除术和胆囊摘除术

通常在横结肠部位与腹壁有粘连。从直肠到脾曲为止的操作，往往困难不大，有时会通过横结肠脾曲和肝曲处遇到不小的困难。少注气、直线进入横结肠对于以后的操作来说，是必不可少的。压迫脐处的压迫点B；甚至于除此之外，配合压迫脾曲和肝曲，往往能起到良好的效果，在患者无明显痛苦的时候，往里插入镜身，即使稍稍起襻,有时也可以采用。

总之,不管是患者有过什么样的腹部手术史,严格按照小心谨慎的操作原则,必须耐心地反复尝试不同手法,一旦出现阻力,患者出现痛苦,及时变换手法,避免并发症的出现,必要时放弃检查。

第二节　结肠过长者

结肠过长往往出现在体型肥满、瘦长、便秘的患者身上,所以在检查之前,我们就应该对以上体型的患者引起重视。当然,操作的基本原则是不变的。少注气、尽可能采用短缩法的原则是关键。特别是在S-top至乙状结肠段,最好在一开始就配合压迫点A的方法,尽可能避免有伸展肠腔的操作,哪怕是极其轻微的情况,做到防患于未然,杜绝"事故的苗子"。有些医师可能会认为开始即使稍微有肠腔伸展,或多放一些空气,只要以后注意吸气,短缩肠腔就可以了。要知道,如果已经过多注入空气或伸展肠腔,即使以后缩短肠腔,也是达不到非常好的套叠肠段的目的。因为,有了空气后,套叠好的肠段之间会残留空气,使套叠的肠段不服帖,残留隐患,有时会导致某处"习惯性"的形成襻,给以后的操作带来很大困难。所以在一开始就必须全力以赴,最好把主机上的空气按钮放在低的位置上进行操作。

在通过乙状结肠位置时，可以通过寻找最佳的压迫点（这一点可见前面的章节）来保证结肠镜成直线自由进镜。在通过升结肠、脾曲时，也可以通过压迫点B；在通过横结肠时压迫点C；在通过肝曲时压迫点C或选择最佳位点，联合压迫，努力做到短缩法进镜是最好的办法。同时配合体位的改变，方法可以按照以上章节中表述的一样，在肥满患者时，有时可以采用俯卧位作为最后的手段。

一旦已经延长了肠腔，以后的操作就变得困难，往往都是在横结肠内，怎么也无法再往前进镜，剩余的结肠镜刻度几乎没有，相当难堪。如果配合压迫和变换体位依然无效时，可以采用轻微向上调节旋钮保持不动，然后右旋镜身≥90°，然后吸完肠腔内的空气，然后逐渐退镜，直至感觉完全无襻后，再尝试进镜的方法，必要时退至肛门口重新开始，也许效果不错。

结肠一旦伸展，内镜长度不够，以至于难以完成全结肠检查在4级水平的肠镜医师身上是很少发生的。但一旦出现比较难的时候，要求我们不能有任何的差错，做好思想准备，有时甚至于进2 cm，退1 cm的操作都有可能，需要耐心谨慎地完成操作。在实际操作中越难的时候，采用向下调解旋钮配合吸气的场合就越多。必要时可以在配合压迫的条件下,采用持续往里送镜身,直至进入降结肠、横结肠脾曲、升结肠肝曲这些固定点后,再开始短缩肠腔也是无奈之举。但是在操作中必须严密观察患者的情况及阻力的大小,防止并发症的出现。必要时操作者应该懂得"放弃",尽快把检查交给上级医师,或者改用其他检查方法。

第三节　高　龄　患　者

　　普通情况下指的高龄患者应该是80岁以上的患者。高龄者的肠管容易受到伤害,出血、穿孔等并发症出现的可能性增加,绝对不能采用暴力来完成检查。甚至于带襻进镜都有可能出现并发症。但是随着社会的进步,即使是高龄身体健康者也不在少数,按照常规的操作法进镜通常是没有问题的。

　　一般情况下,引起高龄患者插入难度增加的原因如下:① 肠道准备不好;② 肠管之间粘连,造成肠段的可塑性降低;③ 对于肠镜侵入的身体抵抗力降低等。随着年龄的增加,以上各情况发生的可能性增加,我们在操作中应该引起重视。

　　针对以上情况,我们应该采取的对策相应如下:

　　1. 尽可能做好肠道清洁工作　随着年龄的增加,便秘的可能性往往越大。所以在选择肠道准备时提前几天进行无渣半流质饮食,提前使用果导片等缓泻剂清理宿便。选择清肠药时应该挑选饮水量较少的方法,并配合使用促进肠道蠕动的药物。

2. 严格遵守短缩法的单人操作原则 尽可能使患者的肠腔避免感受到来自结肠镜的压力,尽可能不形成襻,在无痛苦下完成检查。

3. 尽可能少注气,"轻柔"地完成插入过程 实际上与普通情况下采用的单人结肠镜插入的原则是相同的。但是程度也许应该更加苛刻一些。高龄者可能由于肠腔内过度注气,肠腔扩张引起迷走神经反射,导致休克情况出现,必须引起重视。另外由于肠管可能极其脆弱,所以起襻的情况下进镜是非常危险的,必须慎重。进镜时应该始终让内镜先端部处于肠腔的中央,避免由于接触出血,或不小心导致穿孔的发生。操作中还是应该绝对避免"滑镜"操作。

值得注意的是,患者疼痛而采用镇静药物的方法,由于镇静药物的使用可能会掩盖很多危险信号,在高龄患者身上是比较危险的,应该谨慎使用。千万不要心存侥幸,不行时就放弃,改用其他检查。

遇到插入困难病例时,如何判断何时中止结肠镜检查呢?通常可以通过:① 患者的疼痛程度;② 操作的时间；③ 患者的其他不适表现。熟练的内镜医师如果在同一个部位连续操作20分钟以上时，应该选择放弃。长时间的操作不但使操作者头发昏，忘记时间，同时又使患者的痛苦不断增加，发生穿孔的可能性增加。希望检查医师能够保持冷静，做出适时放弃的选择。总的来说，遇到插入困难病例时，是对我们内镜医师技术的考验，是对我们精神乃至我们综合技能的一种考验，需要我们忠实地在原有基本技术的基础上，随机应变，保持冷静的同时，充分发挥出所有的"技战术水平"。

对于插入困难的病例，我们必须在报告上注明插入困难病例。方便如果以后再次检查时，直接由上级医师操作，避免走"弯路"。同时建议使用钡剂灌肠检查。

单人操作法的退镜技术

大肠镜检查的目的不是插镜达到盲肠或回肠末段就结束了,而是为了发现病变,观察才是结肠镜的真正目的。插入技术只是为了能够更好地观察而已,这一点必须引起大家重视。所以当我们顺利完成了进镜的过程后,记住结肠镜检查才开始,我们更加应该集中精神,注意去发现每一个可疑的病灶。

第一节 退镜观察综述

单人操作法的优点除了插镜时患者的痛苦小以外,另外一个优点还表现在退镜检查时随心所欲地观察上。由于采用了短缩的方法进镜,结肠镜始终处于直线状态,退镜时不会出现因为打襻而引起的突然大幅度滑脱现象,使检查时对于肠腔观察更加稳定。

退镜检查时,检查的中心思想应该是观察肠皱襞有无缺损,毛细血管有无中断。不应该以观察有无息肉为目的。退镜过程中,多数情况下采用仰卧位检查,当退镜至降结肠时,肠腔往往不能充分伸展,使观察的视野不佳,此时可以让患者向右侧30°,肠腔明显充盈伸展,利于更好地观察。进入乙状结肠肠腔时也应采取左侧卧位,更有利于观察。同时也有利于在直肠肛门口倒镜观察。

　　退镜观察时采用左右上下，顺时针或逆时针的旋转镜身，尽可能多地观察皱襞的四周和前后。观察时肠腔应该处于充盈状态，当检查了一段肠腔后，可以向里进镜，吸掉一些空气，减轻患者的腹胀感。但是应该注意不要过分吸气，使肠腔变扁，视野不佳，影响检查效果。所以应该适度吸取多余空气，使肠壁不至于过度充盈即可，患者无腹胀感为佳。

　　插镜时间应该以尽可能快为目的，退镜不应该一味求快，应该尽可能得多观察，检查更多的肠壁。时间一般在5~10分钟。

第二节　退镜观察的要点

　　1. 观察以退镜时为主　最早时内镜的观察是在进镜时进行的，这主要是由于那时的肠镜先端部的弯曲处比较长而且弯曲的角度不够，无法观察皱襞的口侧部分。但是现在就不同了，随着内镜操作技术和内镜制作工艺上的改善，为了降低漏诊率，也逐渐发展为退镜时观察的方法。而且，边插入边观察也花费了大量不必要的时间，同时由于为了观察而注入的过多空气，也有悖于结肠镜插入时空气量应该是越少越好的原则，使以后的操作变得更加的困难。所以目前的观察应该以退镜时为主，同时在进镜时可以粗略地观察一下，对于一些偶然发现的微小病变，可以早做处理。

当然进镜时要求空气量应该是最低限度的，这对于观察不是非常合适的时机，无法仔细地完成全部的检查。但是，在插入内镜和退镜时看到的肠腔内皱襞的部位又是不完全相同的，插入时观察到的病变，有时在退镜时无法再发现的情况也是在所难免的。对于在一些如乙状结肠、降结肠、横结肠等确定位置较难的部位，特别是5 mm以下的凹陷型病变，最好现做处理，或者进行标记后再进镜。注意在停留的过程中，应该尽可能少注气，尽快完成操作，避免由于中途滞留，造成无法插入盲肠的不利局面。

2. 观察时注意"反复"和"左顾右盼" 很多医师往往在完成插入后，开始迅速退镜，可以说也是"直线"退镜，中间没有丝毫停顿，没有丝毫的"左顾右盼"。目前我们使用的肠镜，其先端部足够让我们可以在配合向上调节旋钮的基础上，左右旋转镜身来仔细查看每一个皱襞的后边有无病变。结肠镜的单人操作法又使得这一操作由于是在一个人的控制下，而变得那么随心所欲。在一些皱襞较多、较深的部位，一次观察不够理想，可以多次反复进镜、退镜，对其进行尽可能多的观察，争取做到不漏诊是非常重要的。如果说"直线"退镜，完全不观察皱襞后方的死角,那么一次结肠镜检查,只能观察约40%~50%的肠黏膜,造成漏诊的出现,是不足为奇的。观察时注意"反复"和"左顾右盼"进行,严格地说,也只能观察到80%~90%的肠黏膜,一般来说通过两次结肠镜检查,才可能观察到将近100%的肠黏膜。要想完成一次合格完美的检查,退镜检查是必须花费大量的时间和耐心来完成的。有些医师可能只需花费1分钟来完成检查,应该是一种不负责任的做法。在我们医院内要求退镜检查的时间不能低于5分钟,虽然这不是一个单纯用时间可以来说明的问题,但是观察时注意"反复"和"左顾右盼"进行,应该引起广大内镜医师的重视。

3. 尽可能除去残液和气泡　残液覆盖病灶,造成漏诊毋庸置疑。但是,实际操作中残液和气泡也非常多见,如果不予去除,"轻松"通过,也是非常危险的。使用吸引和去泡剂可以帮助我们更加好地观察肠腔的每一个角落。

4. 适度注气和抽气　不注入空气,肠管不充盈时无法充分观察到所有的肠壁黏膜。观察完一处的肠段,立刻吸光所有的空气,也使得以后的肠段无法观察,必须重新注入大量空气后,才能进一步检查。反反复复浪费大量不必要的时间。一般来说,有两种方法被大多数肠镜医师所接受。先完成一段距离的肠段检查,然后再次稍微进镜一段,吸取适量的空气后,以消除肠壁过度充盈,略有肠腔闭合时,退镜至刚才完成检查的部位,退镜时再次顺便观察一遍,然后再开始以后的检查,完成后再进镜,重复以上的过程。过度充气也不一定能看见所有病变。对于一些早期病变,特别是如IIc等,有时候通过轻微抽吸空气后,使得观察角度的变化等可以有意外的发现。这也就是在抽气后退镜时,顺便观察的重要意义所在。在退镜完成整个结直肠的观察后,再进入结肠内20 cm左右,边退镜边吸取所有的肠腔内气体,直至退出肛门外,可以很好地消除患者由于积气造成的腹胀。

5. 要以发现IIc或IIa等平坦型病变为检查的目的 在退镜检查的过程中,应该本着什么目的去完成整个检查过程,这一点非常重要。平坦型病变的发现率大约是在500例当中可能发现1例。如果错过了,或者根本不认识,那么一个内镜医师可能一辈子都不会发现1例早期的平坦凹陷型大肠癌,这是非常遗憾的事。那么此类疾病的内镜下往往表现为毛细血管中断、模糊,或者是皱襞处的凹陷、皱襞的增厚、白斑的存在等,如果一个内镜医师在检查过程中始终本着是否能发现隆起性病变,有无息肉或晚期肿瘤,而不是本着要发现有无平坦型病变,也就是不去注意有无毛细血管中断等表现,那么发生遗憾的事在所难免。

以前IIc型病变被欧美认为是只有日本才有。直到有一个名为藤井的学者去英国让一名英国医师来日本学习了检查方法后,在日本和英国发现了同样多的IIc型病变,引起了世界的震惊。所以,观念的改变对于检查的结果起到了非常重要的作用。我们必须改变以往寻找病变的思路,要以发现IIc型病变为检查目的,才能使更多的患者得益,我们也就有了那种发现病灶的成就感,心情也会变得更加的愉快。

在日常的检查中一定要排除"大肠镜检查就是查息肉"的观念,集中精力去为发现IIc型病变而不懈努力。

6.体位改变在检查中的重要性 自始至终采用左侧卧位或者仰卧位来完成整个的退镜检查时,在检查过程中,会多次出现肠腔无法完全充盈,达不到良好的视野,无法获得满意的观察效果。实际操作中,只需让患者轻微地改变体位,就可以使视野达到最佳的状态,同时也体会到了患者在清醒状态下来完成整个插镜和退镜的优越性了。

通常的结肠镜完成插入过程是采用仰卧位开始退镜检查,多数情况下一直退镜至横结肠脾曲为止,不需要改变体位,视野都非常的好。偶尔在肝曲部位会出现肠腔充盈不好,可以让患者采用左侧卧位。由于空气集中到上方的肝曲,使肠腔充盈,检查效果满意。一旦完成肝曲的检查,就可以恢复成仰卧位,继续横结肠的检查。

第二个要变换体位的地方是脾曲。采用的原理相同,采用右侧卧位后,由于空气集中到上方的脾曲,使肠腔充盈,达到满意的检查效果(图9-1)。实际上在此处的体位改变可以不采用完全的右侧卧位,只需让患者采

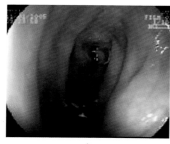

A
改变体位前

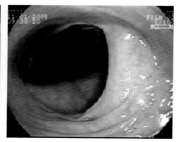

B
改变体位后

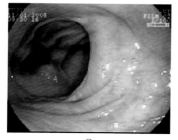

C
吸去多余残液后

图9-1 体位改变在退镜检查时的作用

注:图A是退镜至左半结肠时往往肠腔不充盈,检查效果不理想,这时如果从仰卧位改变为右侧卧位,可以看见图B的肠腔迅速充盈,便于观察。图C吸去多余残液后的肠腔,可以满意地观察了。

用轻度的右侧卧位即可。也就是采用轻度的向右侧30°，就可以使肠腔充盈得非常好。完成脾曲至降结肠的检查，大约镜身的刻度在距肛30 cm处，就可以让患者向左侧卧位，完成检查过程中的第三次变换体位。接下来都是采用左侧卧位来结束全部的检查。

检查中多次的改变体位，虽然略显繁琐，但是为了避免漏诊，对大多数的患者负责而言，是非常必要的，不是可有可无的步骤，希望引起广大内镜医师的重视。

7. 配合喷洒色素的检查　在日本几乎所有的医院都已经把放大结肠镜作为普通的常规检查。放大结肠镜下的腺管开口分型（pit pattern）的重要性已经得到全世界的公认，它在帮助临床医师诊断和治疗上有着举足轻重的作用。这一点在以后的章节中还要具体介绍。我们医院已经完全开展了此项工作，对于肠道内的病灶统一染色后放大观察。其他医院在没有放大结肠镜时，我认为也应该开展染色这项非常必要的工作。染色可以帮助了解病灶的形状、范围以及有无凹陷等。特别是对于侧向发育型肿瘤（LST）是必须配合染色才能精确诊断病灶的范围。当然染色并不一定能够帮助我们去发现病灶，但是通过简单的染色，最起码可以使我们在检查中对于一些可疑的地方进行仔细地观察，又何乐而不为呢？

第三节　各部位的检查方法

一、回肠末端

　　进入此处观察应该不是一个可有可无的操作，这一点已经有很多的学者提出他们的看法，并且也已经有较多的论文证实了这一点，我在这里就不详细说明。由于多数炎症性病变都集中在回肠末段，过多地进入回肠深部意义不大，并且插入过深，以及观察时大量空气的注入，会给患者带来不适。回肠末段病变多数是炎症性的，以点状的充血或溃疡的表现为主，可以配合染色，观察绒毛结构的紊乱等改变。进入回肠末段观察后即停止进一步插入，观察完毕后可退入回盲部进行下一步观察。

二、升结肠

　　升结肠内观察时必须注意的是，如果此处的结肠袋过深，那么可能在退镜过程中，即使你按照上一章节所说的注意"反复"和"左顾右盼"进行观察同样会有一部分皱襞后的"死角"难以观察到。日本有一项"倒镜"技术可以帮助我们在无"死角"的状态下完成升结肠内的检查。"倒镜"技术的方法是：在回盲部最宽敞的底部位置，调节向上的旋钮至最大限度，然后慢慢在无阻力的前提下，往里进镜，就可以像胃镜观察胃底一样"倒镜"成功。再在视野清晰的条件下，逐渐往后退镜，同时配合顺时针和逆时针旋转完成至肝曲位置的所有升结肠的检查，应该说在升结肠段可以几乎做到100%的无"死角"。具体的过程见（图9-2）。观察完毕后，只需让结肠镜的先端部自然复位后，抽出镜身即可使先端部的视野恢复如前。也许我们会担心在"倒镜"时出现穿孔，其实只要注意不要盲目在蛮力下进行，遇到阻力立刻停止"倒镜"。当然肠镜的初学者、患有重度炎症的患者、手术有粘连的患者身上，必须谨慎操作，或停止此项检查。此操作和是否必须进入回肠末段、直肠壶腹部的"倒镜"观察一样，注意适可而止，不盲目，本着有条件就做，那么应该来说，在充分充气保持肠腔充盈的条件下进行还是比较安全的。

三、横结肠至降结肠

肝曲和脾曲处的弯曲度比较大，容易出现滑脱。这一点在单人操作时不是非常明显，而在双人操作时，问题比较严重。由于单人操作是始终按照短缩法的原则进行全过程的操作，所以在经过一段时间的练习以后，一般是不会出现滑脱现象。但即使如此，反复多次在这两个弯曲较大的部位来回地观察此处的黏膜，对于防止漏诊也

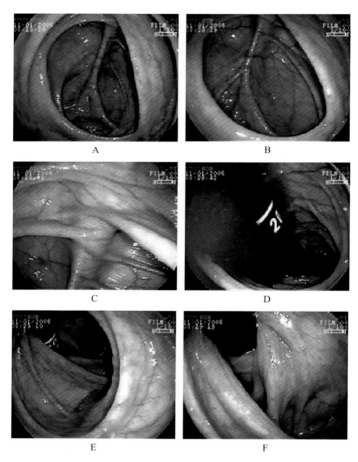

图9-2 升结肠倒镜的步骤

A. 选择靠近回盲部的最为宽敞的部位；B. 逐渐向上调节旋钮；
C. 继续向上调节旋钮，必要时配合向左调节旋钮；D. 成功倒镜；E. 往
后退镜观察整个升结肠；F. 观察到肝曲为止，再向里送镜到回盲部，
自然复位旋钮，同时逐渐向后退镜，重新看到A。

是非常必要的。在完成了肝曲处的检查后，可以再次进入升结肠内吸取升结肠内过多的气体，一般在升结肠的肠腔出现回缩时为宜，过多地吸气可导致横结肠内气体也被吸走，在检查横结肠时又必须再次充气才能检查，做不必要的重复劳动。这样的吸气过程同样可以在脾曲检查完毕后，再次进入横结肠吸气。为使检查部位的视野达到最好，改变体位在横结肠至降结肠的检查中尤为重要。通过翻转体位，使处于上部的肠腔充满气体，而本来位于上部肠腔内的肠液和残渣流向下部肠腔，需要检查的部分肠腔得到充分伸展，视野越好，漏诊的可能性就越小。变换体位的原则是观察右侧结肠时采用左侧卧位，观察左侧的结肠时采用右侧卧位。

四、乙状结肠

正如大家所知的，乙状结肠是弯曲最多，病变发生率最高的部位，所以此段的检查不但要按照"反复"和"左顾右盼"的原则，在完成直肠检查后，最好要再次进入乙状结肠，再次观察并吸取所有气体后再退镜结束检查。还有一点要注意的是再次进镜的时候，可以采用轻微带襻进镜的方法，这样可以使我们观察到更多的肠腔，降低死角的面积。这又是为什么呢？因为在退镜的过程中，肠腔处于完全的套叠状态，对于观察皱襞后方的死角不利,而此时在完成了一遍乙状结肠的检查后,再次采用轻微打襻,使肠腔过度伸展,则观察到的部位发生变化,原来的死角可能缩小,观察到的肠腔面积明显增多。

五、直肠

也许有的结肠镜医师做到此处往往开始松懈,觉得大功告成了。其实不然,这一位置同样是病变的好发部位,同时又是有较多盲点的部位。类似于LST等"隐蔽性"较强的病变,其出现的可能性很高。必须用心去完成最后的检查。前面提到的结肠镜插入过程是否顺利,是从直肠操作开始,胜负的开始不是在乙状结肠、肝曲,而是从直肠就已经开始。那么检查工作的胜利,应该是严密完成直肠检查才算真的胜利,必须引起大家的重视。运用旋转配合向上调节旋钮的方法,严格地检查三个皱襞(Houston瓣)前后的黏膜。之后退镜至即将退出肛门的位置,再运用倒镜的方法,检查直肠肛门附近的黏膜同样重要。通过倒镜,原来看不见的病变可以通过倒镜看见,原来观察角度不好的部位可以观察得更加满意,原来取检不便可以变得非常的轻松。况且倒镜又是那么的简便,没有理由不做。

倒镜时应该选择内镜的先端部对准视野右方的皱襞,或者轻微地调节左右钮一下,使先端部向右调整一下角度,只要有30°即可,然后调节向上的旋钮至最大处,轻轻向内推送镜身即可完成倒镜，视野中出现黑色镜身及其周围的肛门齿状线，然后通过旋转可以观察肛门口附近一周，必要时通过推送和退镜的方法，观察更多的部位。有时还可以通过调节左右钮来接近肛门口齿状线周围的病灶。结束检查时只需放松所有钮，让其自然复位后退镜即可。

完成直肠检查，再次进镜至乙状结肠观察，边吸气边后退，直到退出肛门为止，完成全部结肠镜检查工作。在此我要特别提到的是，再次进境的过程，往往会给你带来意想不到的收获。直肠到乙状结肠本来就是病变好发部位，值得我们多花几十秒的时间，相信你会有较大收获的。

最后，还要强调的是即使进行了一次完美的检查，也不可能看到了100%的结肠黏膜，一般在80%~90%，所以如果在发现息肉或其他病变之后，短期内复查是非常必要的。一般两次的检查相加，通过肠道的蠕动，也许才能看到上一次没有看到的部位，完成几乎100%的肠黏膜的检查。

第四节 发现病灶后的检查方法

一、病灶观察前的准备

发现病灶后首先必须去除病灶表面的黏液和残便，在冲洗的过程中要注意以下几项：① 最好使用温水来取代冷水进行冲洗。因为采用温水可以防止由于冷水冲洗引起的刺激,造成肠壁痉挛,使以后的检查变得困难;② 在温水中加入祛泡剂可以防止和去除气泡;③ 有条件的最好是加入去蛋白酶制剂,如糜蛋白酶等,可以有效地去除病灶表面的黏液,使以后的染色效果更好;④ 冲洗病灶时要注意千万不要对着病灶处冲洗,因为这样容易造成病灶处的出血,最好的冲洗方法是对准病灶近侧的边缘用流水进行冲洗;⑤ 冲洗时要注意冲洗水压的控制,不能压力太大,不要急于求成。为了能够取得最佳的观察效果,多次冲洗在所难免,需要耐心地去做,稍一疏忽,病灶处的出血会使您的工作感到有缺陷,得不到良好的观察,采不到满意的照片。

二、病灶的普通观察法

染色前的观察通常有远、中、近之分。不同距离和角度的观察主要是对于病灶的位置、大小、形态方面进行观察。观察病灶时需要养成习惯观察的任务有以下几点:① 病灶的范围、边界;② 病灶处有无充血;③ 病灶中央有无凹陷和隆起;④ 病灶周围有无白斑形成。初步了解了病灶的一些基本特性,还可以通过变换空气量,来了解病灶的软硬程度,周围有无皱襞的牵连,从而判断病灶的侵犯深度。通过以上的观察,可以帮助我们了解病变位于何处？肉眼的分型是什么？病灶的性质是什么？侵犯深度如何？有报道近距离地观察血管模样，对于病灶的范围、性质也有同样重要的作用。如果还有不清楚的地方，就可以借助染色来完成了。

三、病灶的染色观察

现在最新的电子结肠镜只要充分地去除了病灶表面的黏液，大多数腺管开口的分型还是可以在普通内镜观察时进行判断的。如果依靠了喷洒色素进行染色，那么可以帮助我们了解病灶的范围，以及更好地观察腺管开口的构造、有无凹陷、病灶的形状等等，弥补不染色时观察的缺陷。

四、病灶的放大观察

那么放大观察主要是通过染色后使用放大，近距离地观察病灶表面的腺管开口分型。详见下一章节。

结肠镜的放大观察

随着电子内镜的广泛应用,最近各大内镜公司又相继推出了变焦结肠镜,并开始普及。在日本放大结肠镜已经不是特殊检查,而是作为常规检查。发现病灶,立刻使用放大来观察。可以说普通结肠镜在不久的将来肯定要被淘汰,内镜医师掌握放大结肠镜也已成必然趋势。这一项技术已经不是可有可无的了。

第一节　变焦结肠镜的基本知识

临床检查时新型的变焦结肠镜不仅具有常规电子结肠镜的所有功能,可根据需要将病灶放大 100~200 倍,细致观察结直肠黏膜腺管开口,即凹窝的形态。Kudo 等将黏膜凹窝分型如下(pit pattern):Ⅰ型为典型圆形;Ⅱ型为星状或乳头状;$Ⅲ_S$型为较正常小的管状或圆形,$Ⅲ_L$型为较正常大的管状或圆形;Ⅳ型为沟状,树枝状或脑回状,Ⅴ型分为 V_A 型凹窝极不规则或排列混乱(不规则的凹窝类型,反映腺管的构造异常的增加)和 V_N 型为凹窝减少或缺如(腺体的破坏,反映间质内促结缔组织的生成)(图 10-1)。然后在多数的凹窝类型存在的情况下则按 Ⅰ < Ⅱ < $Ⅲ_L$ < $Ⅲ_S$ < Ⅳ < V_A < V_N 的顺序,给凹窝进行分型。

I 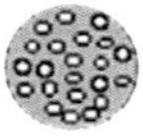		圆点状
II 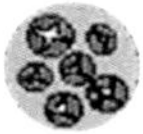		星状或乳头状
III$_S$ 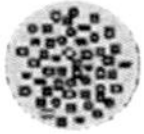		小圆点状
III$_L$ 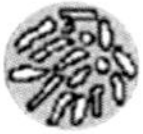		管状或大圆点状
IV 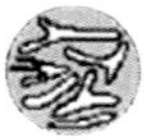		树枝状或脑回状
V$_A$ 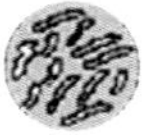		无规则状
V$_N$ 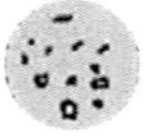		无腺管开口

图 10-1 放大结肠镜下的腺管开口分型

第二节 变焦结肠镜下的观察方法

在变焦结肠镜下发现病灶时,为了提高病灶的检出率,普遍借助色素的喷洒,之前应该冲洗掉病灶表面的黏液。多采用温水中加入蛋白酶轻轻冲洗病灶,注意不直接让水冲洗到病灶,而是间接让流水冲洗病灶表面,以防引起出血。清除干净黏膜和凹陷表面的黏液后，即可通过染色，清楚地观察出凹窝的类型。

目前普遍采用的色素包括靛胭脂（indigo carmine），亚甲蓝（methylene blue）和甲酚紫（cresyl violet），浓度分别为0.1%~1.0%，0.5%~1.0%和0.2%~0.4%。靛胭脂主要是通过腺管开口部残余的色素来增加观察部位的凹凸不平的对比效果，所以染色效果不好时，可以多次冲洗染色。而亚甲蓝开始的1~2分钟以内是与靛胭脂相同的原理，而1~2分钟以后则被腺管开口部的周边细胞所吸收，这种状态可以持续5分钟左右，所以时间比较充裕，但是染色效果不好时就无法调节。另外肿瘤和炎症期的细胞染色较淡，临床上可以有目的地挑选运用。但目前最为广泛使用的还是靛胭脂，在日本已经有用于临床的成品，而国内还处于研究开发阶段。实际操作时用20 ml的注射器吸取浓度为0.2%的靛胭脂溶液5 ml，然后再抽取15 ml的空气，直接通过钳道孔注入，达到染色的目的。当然也可以通过喷洒导管进行染色。在黏液较多使用效果不理想时，则采用龙胆紫（pyoktanin blue solution）喷洒，浓度为0.01%~0.05%。在使用这一方法时，与靛胭脂有所不同，应该缓慢地把少量色素滴在病灶上，注意不能过量使用，以免使视野变暗，影响观察效果。滴下色素30

秒后，轻轻冲洗掉表面的残余色素，然后使用变焦结肠镜进行观察。

首先，应该观察病灶的边界、表面有无凹陷和隆起等，这些都可以通过普通的染色达到观察目的。其次，逐渐加大放大倍数，通过右手握镜逐渐接近病灶，观察腺管开口的类型。为了取得良好的图像，必须注意以下几点：① 最好使用肌注山莨菪碱，使肠管停止蠕动；② 经过长时间的锻炼，使结肠镜的先端部保持相对的稳定，不能出现晃动或抖动；③ 必要时让患者短暂地屏气；④ 放大倍数并不一定是越高越好，应该以可以清楚判断病灶处腺管开口的类型为宜。

第三节　各腺管开口分型与病理的关系

大量的论文已经证实各类型的腺管开口与病灶的病理结果明确相关，具体如下：Ⅰ型是正常的大肠黏膜；Ⅱ型是炎性或增生性非肿瘤性上皮；Ⅲ、Ⅳ、Ⅴ型为肿瘤性上皮，整齐的$Ⅲ_L$型为良性腺瘤，$Ⅲ_S$型为Ⅱc型早期大肠癌，Ⅳ型多为绒毛状腺瘤；$Ⅴ_I$型黏膜内癌比例占相当大的比例，$Ⅴ_N$型多数癌肿已浸润黏膜下层。如果产生误差主要是未能清洁的除去病灶表面的黏液，以至影响观察结果。

第四节　变焦结肠镜在临床上的应用及意义

变焦结肠镜在诊治结直肠肿瘤时,首先从近距离的正面、侧面、中等距离、远距离来观察病灶,了解其肉眼形态,发育样式(polypoid growth type,PG;non polypoid growth type,NPG),凹陷的有无以及局部的性状和病灶的范围。然后,改变大肠内的空气量,观察病灶的硬化程度,周围皱襞的集中情况,利用空气量的变化引起病灶形状变化程度,来判断黏膜下的侵犯程度。最后,接近病灶,观察病灶的微小构造(凹窝的分型)。

近来,随着内镜技术的发展,可以利用变焦结肠镜观察大病灶表面的微小结构,并进行了凹窝的具体分型,这一方法使肿瘤侵犯程度的判断有了显著的提高,其有用性也得到了广泛的认可。特别是V_A型黏膜内癌比例占相当大的比例,V_N型则多数为黏膜下层深部癌。另外,运用变焦结肠镜观察,可以在不做活检的基础上,判断是否是肿瘤,了解病灶的组织类型。在做结直肠肿瘤的切除治疗时,亦可通过对切除后病灶周围的放大观察,确定是否已干净地切除病灶,这一点在结直肠肿瘤的治疗中具有相当重要的价值。另外在使用分割法切除类似侧向发育型肿瘤(laterally spreading tumor,

LST）等较大的肿瘤时，我们可以运用变焦结肠镜，先切除恶性程度高的部分，再分别切除其他部分，这一点也相当重要。

但是，并不是说，不用变焦结肠镜就无法观测到凹窝的分型，用现在最新的常规电子结肠镜，用生理盐水或蛋白酶溶液冲掉病灶表面的黏液或粪便，使色素更易黏附在肠黏膜上，一般经过以上处理，较大的凹窝也能清楚地观察到。在Ⅱ型、ⅢL型、Ⅳ型对于凹窝分型的结果，与变焦结肠镜基本相同。但是，在观察ⅢS型和VA型时，常规电子结肠镜的诊断率相当低，VN型更困难，有36%的病灶无法判断凹窝类型。不管常规电子结肠镜的分辨率如何高，它对于小的凹窝类型和凹窝混乱的观察还是不够的，必须借助变焦结肠镜，以便清楚地了解病灶的全面情况。

近年来随着电子放大染色内镜的开发，通过观察肿瘤表面的毛细血管（图10-2），同样可以起到判断病灶性质，提高活检的准确率，以及帮助我们判断病灶边界，增加内镜下的治疗治愈率，此类的运用在不断涌现，值得我们努力学习和研究，可以说这已经成为我们必须掌握的一项技能。

变焦结肠镜的重要性我们已经有了一定的认识，但也不能说没有了变焦结肠镜就无法进行肿瘤的诊

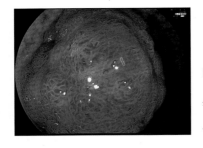

图 10-2　大肠肿瘤癌变处的
畸形毛细血管
病理为结肠绒毛状腺瘤伴癌
变，畸形毛细血管处为癌变
部位。

断。更不应该一味地只注意到凹窝的分型，而忽略病
灶的整体观察。在现实中，特别是表面型大肠癌，应借
助内镜超声波，更准确地了解病灶的侵犯程度。由于
变焦结肠镜不仅具有常规电子结肠镜的所有功能，还
具有变焦放大功能，且操作简便，其取代一般电子内镜
已成必然趋势。

结肠镜镜下诊断常用图谱及分类

一、早期大肠癌的内镜下分型（附图1）

1. 定义　早期大肠癌是指不管有无淋巴结转移，癌的侵犯深度局限在黏膜层和黏膜下层的大肠癌。

2. 分型　通常在所有分型的前面加上阿拉伯数字0代表早期。以下为具体的分型：

（1）隆起型（protruded type，0-Ⅰ型）：可以细分为有蒂型（pedunculated type，0-Ⅰp型）、亚蒂型（semipedunculated type，0-Ⅰsp型）、无蒂型（sessile type，0-Ⅰs型）。

（2）表面型（superficial type，Ⅱ型）：可以细分为表面隆起型（superficial elevated type，0-Ⅱa；0-Ⅱa+Ⅱc型）、表面平坦型（superficial flat type，0-Ⅱb型）、表面凹陷型（superficial depressed type，0-Ⅱc，0-Ⅱc+Ⅱa型）。

（3）凹陷型（excavated type，0-Ⅲ型）

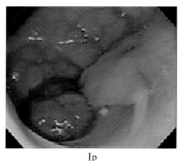

Ip   Isp

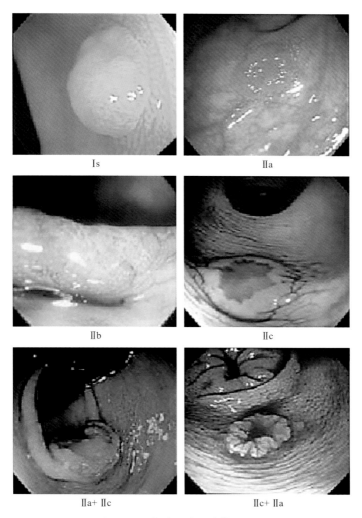

附图1　早期大肠癌的内镜下分型

二、进展期大肠癌的内镜下分型

1. 定义　进展期大肠癌是指癌的侵犯深度超过黏膜下层的大肠癌。

2. 分型　分为肿块型（protuberant type，1型）、局限溃疡型（ulcerated type with clear margin，2型）、浸润溃疡型（ulcerated type with infiltration，3型）、弥漫浸润型（diffusely infiltrating type，4型）、特殊性（unclassified type，5型）。值得指出的是，目前国内的许多书籍中仍旧使用旧的Borrmann分型法，来描述进展期大肠癌，这种分类法在世界上已经不再采用。Borrmann分型法只是被使用在胃癌的分型。在大肠癌的分型时，直接使用阿拉伯数字1型、2型、3型、4型、5型。这一点希望引起重视。

在所有的分型中5型是一种特殊的分型，它是最近才提出的一种新的分型。往往是指内镜观察下，大肠癌的肉眼形态出现肿块、溃疡等多种形态，无法用1型、2型等单一的分型来描述时，就以5型来定。

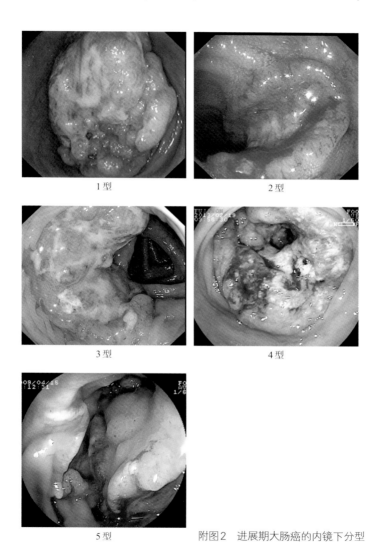

1型

2型

3型

4型

5型

附图2　进展期大肠癌的内镜下分型

三、其他常见肠道疾病内镜图谱

(一)结肠息肉

可以细分为有蒂型(pedunculated type,0-Ip型)、亚蒂型(semipedunculated type,0-Isp型)、无蒂型(sessile type,0-Is型),以及侧方发育型(laterally spreading tumor,LST型)。

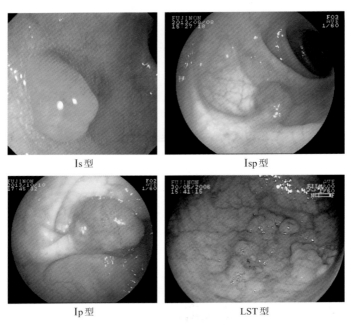

Is型　　　　　　　　　　Isp型

Ip型　　　　　　　　　　LST型

附图3　结肠息肉分类

（二）家族性息肉病

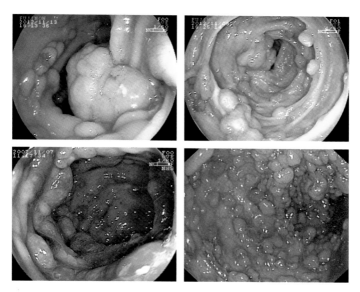

附图4　家族性息肉病

（三）溃疡性结肠炎

1. 常规内镜下图片（附图5）和阑尾开口处内镜表现（附图6）

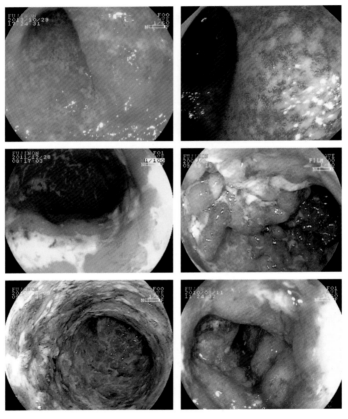

附图5　溃疡性结肠炎常规内镜下表现

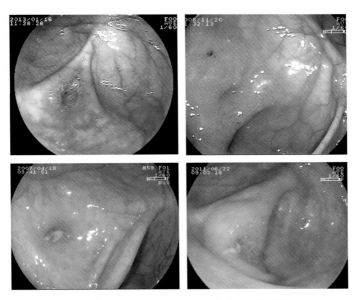

附图6　溃疡性结肠炎阑尾开口处内镜表现

2.溃疡性结肠炎的放大内镜图片

(1) 正常肠黏膜放大图片(附图7)

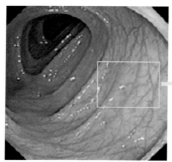 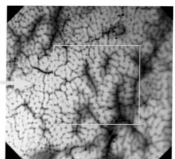

正常横结肠黏膜常规内镜观察 　黏膜染色后局部放大40倍观察,见正常Ⅰ型pit结构

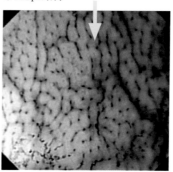

黏膜染色后局部放大100倍观察,见正常Ⅰ型pit结构

附图7　正常肠黏膜放大图片

（2）不同程度炎症下的放大图片（附图8）

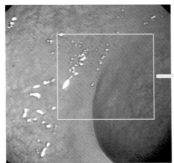 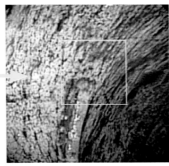

染色后局部放大：黏膜明显粗糙，隐窝
不规则

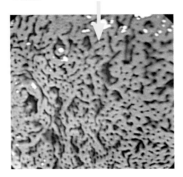

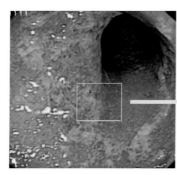

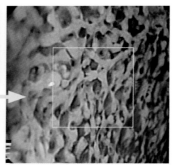

常规内镜下病变黏膜呈弥漫性损害,黏膜广泛糜烂及大量渗出

染色后放大:黏膜表面正常隐窝结构完全消失,隐窝广泛破坏并融合成纵横交错的筛网状结构

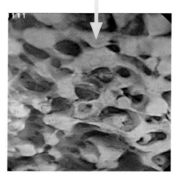

进一步放大观察见破坏的隐窝内有坏死组织及纤维样渗出物

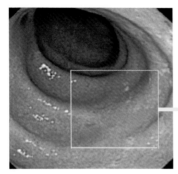

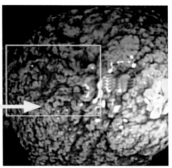

炎症进展中：黏膜呈弥漫的细颗粒样结构，砂纸样外观

染色后局部放大观察：黏膜明显粗糙，呈细密的颗粒样外观

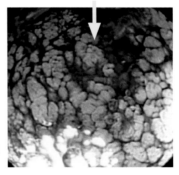

局部放大观察：密集的颗粒样结构，表面有渗出

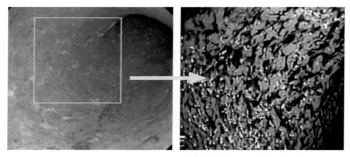

染色后局部放大60倍,可见密集的颗粒样肿大,隐窝之间有少量破坏的隐窝

附图8 不同程度炎症下的放大图片

（四）结肠贝赫切特病（附图9）

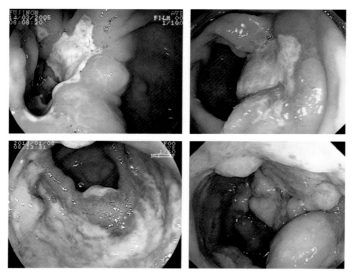

附图9 结肠贝赫切特病

（五）肠结核（附图10）

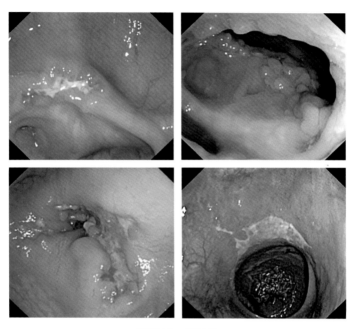

附图10　肠结核

（六）结肠阿米巴病（附图11）

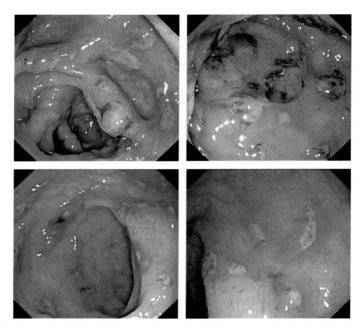

附图11　结肠阿米巴病

（七）缺血性肠病（附图12）

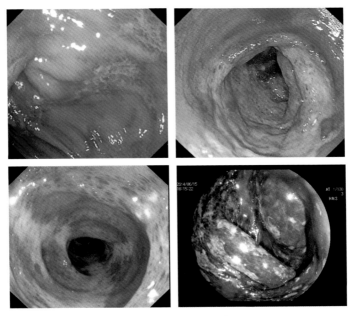

附图12　缺血性肠病

（八）结肠脂肪瘤（附图13）

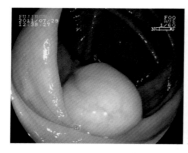
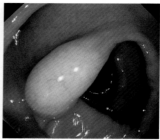

附图13　结肠脂肪瘤

（九）结肠类癌（附图14）

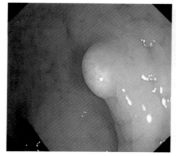
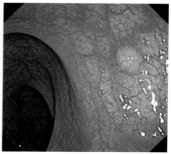

附图14　结肠类癌

（十）结肠气囊肿（附图15）

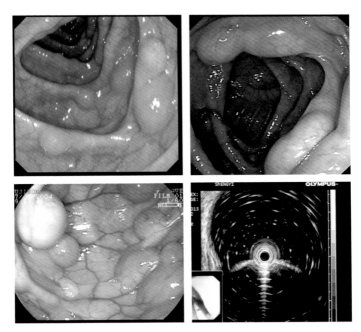

附图15 结肠气囊肿

（十一）放射性肠病（附图16）

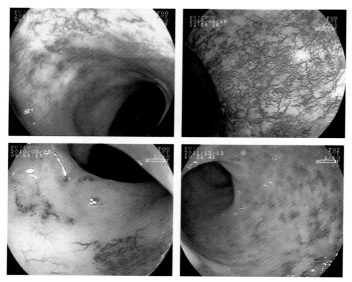

附图16　放射性肠病

（十二）蓝色橡皮疱样痣综合征（附图17）

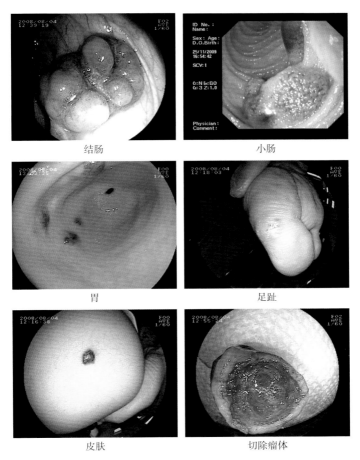

结肠

小肠

胃

足趾

皮肤

切除瘤体

附图17　蓝色橡皮疱样痣综合征

参 考 文 献

［1］丹羽寛文.内視鏡の歴史と学会の歩み.日本消化器内視鏡学会誌,1986,28:182.

［2］工藤进英.大腸内視鏡插入法‐ビギナーからベテランまで.东京:医学书院,2000.

［3］五十岚正广,田中信治.ワンポインドアドバイスー大腸内視鏡檢查法.东京:日本メディカルセンター,2004.

［4］工藤进英.大肠内視镜Q&A.大阪:医薬ジャーナル社,2000.

［5］陈星,徐富星,岑戎,等.变焦结肠镜的临床应用.胃肠病学,2002,7(4):242-243。

［6］刘思德,姜泊,周殿元.放大内镜结合黏膜染色技术诊断溃疡性结肠炎——附116例放大内镜形态分析.现代消化及介入治疗,2005,10(2),116-118.

结　束　语

　　学习单人结肠镜操作中,无论在初学阶段,还是在学有所成时,反复地观看本书上的内容,每日总结各种技巧的使用,对尽快掌握此项技术有着非常重要的作用。希望大家在日常的操作中能够多次复习本书中提到的技巧及方法,一定会有所收获。"温故而知新",这一点笔者非常有体会。另外,耐心操作也非常重要,不要一味求快,在乙状结肠处的操作应该尽量耐心。开始学习时不要贪求数量,应该注意每一例的操作,多思考,尽快掌握每一段结肠操作的方法。

　　在学习过程中,根据笔者的经验,希望大家刚开始最好严格按照书中提到的各种方法。进行练习,体会其中的奥妙。不要自行发挥,自由创造,这样进步快,而且容易掌握,为今后碰到疑难病例时顺利完成操作打好基础。有些学员在操作中往往会遇到数例用自创的方法也能通过的情况,这可以作为经验,但是如果每一例都这样做,可能对于以后的操作,特别是较难病例的操作带来困难,以至于长时间停留在3级水平。这一点大家会慢慢体会到。

最后,对于在本书编写工作中提供了精彩例图的安彦军主任等,在此表示由衷的感谢。

陈　星

2014年12月